"こんな看護師になりたい"を叶える！

看護学生のための
コミュニケーション
LESSON

奥山 美奈

メヂカルフレンド社

本書はこんなふうに活用してください

看護学生の皆さんへ

私は看護師として働いたあと、看護教員として長く看護学校に勤めていました。現在は病院や介護施設、訪問看護ステーションや看護学校の教育支援をする会社を経営しています。看護教育が好きで、年間を通して、行政や各都道府県の看護協会等で看護教員の継続学習や実習指導者養成研修の講師を引き受けています。また、卒業記念講演や社会人基礎力講座、接遇（マナー）の講義などで看護学生の皆さんと今もなお、かかわっています。

長年、病院等の現場教育に携わっていると「あぁ、こうしたことは学生時代にしっかりと身につけるべきだよなぁ」と、思うことがたくさんあります。新人看護師として就職すると１年間は業務を覚えることで精一杯で、いろんなことを考える余裕がありません。「患者さんや先輩の役に立っている」という実感もあまりもてず、自己効力感が下がり退職してしまうという人も多くいます。とっても残念なことです。そんな背景があり、私は読者の皆さんが「やっぱり看護っていいな」と思いながら、末永く看護職として活躍できるようにと願いを込めて本書を制作しました。

この本は、主人公の看護学生がクラスメイトや患者さん、実習指導者とのかかわりで悩むマンガのシーンから始まります。皆さんは、主人公と共に追体験をしながらこんなときどうしたらいいのかという解決策と、その解決に必要なコミュニケーションスキルをこの本から習得してくれたらと思います。

入学したての学生さんは最初から、高学年の方は「悩み解決Ｑ＆Ａ」や実習で役立つ「事前学習シミュレーション」から読み始めるというのもおススメです。事前学習シミュレーションは、はっきりいってすごいですよ。読み解くことで、実習ではこうしたことを学ぶんだな、と実習への心構えと患者さんの疾患に関する必要な学習が何なのかがわかります。実習さながらのストーリー展開になっているので、心を動かしながら学ぶことができると思います。

また、本書を貫くテーマはずばり「自己肯定感」。現代の看護学生や新人が低いといわれているこの「自己肯定感」を少しでも高められたらと、マンガや解説の随所にイントラパーソナルコミュニケーション（１ページ参照）が充実する内的会話をちりばめてあります。きっと本書を読み終わった頃、皆さんは、自分自身にちょっと自信がもてるようになっていると思いますよ！

また、本編は個人編（自分自身と他者との関係を深めるための技術）と集団編（集団の中でのふるまいや話し合いの技術）に分かれていますので、必要性に応じて読み進めると効果的だと思います。

また、患者さんとの会話ヒント集や自己の性格分析と成長の方法を示した付録も充実していますので、くまなく読んで学校生活や実習に活かしてもらえたらと思っています。

また、「ここで学べる重要キーワードと基本スキル」からは、各章で学ぶ項目がわかりますので、最初にこれらを意識して読んでいくことでワードとスキルへの理解が深まることと思います。

さらに、「苦手な友達とのつきあい方」や「恋愛と勉強の両立について」「彼氏や彼女との適切な距離のとり方」など、弊社のコーチ認定をもつ現役看護師や看護教員経験者からのアドバイスのコーナーもありますので、本書を読むだけで、視野がグッと広がることうけ合いです。

また、実際に人間関係論やその他の授業で本書をテキストとして活用するとき、私は修了テストを含めて15時間で1冊を教えています。ぜひ、「学習時間の目安」にしてくださいね。

看護教員・実習指導者の皆さまへ

本書は長年、各都道府県委託事業の実習指導者養成研修や教員継続学習研修のテキストに採用されてきました。初版から12年が経ち看護学生の抱える悩みも少しずつ変化してきました。また、100年に一度といわれるパンデミックにより学習や実習も十分にできず就職先に送り出されければならなかったことを教訓に、本書はこの度、大幅に改訂することになりました。

新たな書きおろし部分として「給料やその他の待遇面を重要視する学生」「看護師になりたいという動機が不明確な学生」など教員や実習指導者を悩ませる学生を登場させました。また、それらの学生と対極の「患者さんや人の役に立ちたい」という純粋な動機で看護師を目指している学生との葛藤シーンを取り上げ、情報化社会で多様化する価値観の中を生きる学生の苦悩についてもふれました。ぜひ、今時の看護学生の実情の理解にお役立てください。

さらに今回は、実習前に取り組ませたい「事前学習シミュレーション」という項目を充実させました。自分のいる部署でどんなことを学習させたいか、どんな発問をしたらよいかなどの指導の参考にしていただけると思います。（実際に本書でご紹介している「事前学習シミュレーション」は栃木県の実習指導者養成研修の参加者の方々が作成したものです）。看護教員の皆様においては、この事前学習シミュレーションは反転学習のモデルとしてもおススメします。実習指導者が作成した3例を参考に、ぜひともオリジナルで魅力的な教材を開発していただきたいと思っております。

最後になりましたが、本書は新たに実習指導者になる方や新任の先生方には、今時の学生の理解や指導の具体的なツールとして即活用していただけるようにしました。特に、コミュニケーションに課題がある学生の指導に本書はおおいに役にたてると思います。また、随所にコーチングの最新技術についてもご紹介してありますので、臨床での新人や部下のご指導にも大いに活用していただけたらと思っています。

2023 年 10 月

奥山 美奈

Contents

コミュニケーションの基本スキル III

イラスト・マンガ／ふじい まさこ
表紙・本文デザイン／岡部 夏実（Isshiki）
DTP ／シナノ書籍印刷（株）

キャラクラー紹介　本書で時折すがたを見せ、貴重なアドバイスをしてくれます。

神ナース	エンゼルナース	デビルナース	サタンナース
物知りで思慮深い。コミュニケーションに関する適切なアドバイスをくれる。	看護学生の悩みに、親身になって相談に乗ってくれる天使。	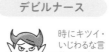 時にキツイ・いじわるな言葉を投げかける悪役。	金のためなら何でもする倫理観ゼロのラスボス。

コミュニケーションって何だろう？

「結局はコミュニケーションの問題だよ」とか「人間、コミュニケーションが命だからね」なんて言葉を耳にします。大事だということは知ってるけど、説明してと言われるとちょっと難しいコミュニケーション。あらためて、コミュニケーションっていったい何なのでしょうか？

わかっているようで、実はよくわからないこの"コミュニケーション"。

私と一緒に本書をとおして、じっくりと考えてみることにしましょう。

マスコミュニケーションとパーソナルコミュニケーション

基本的なことからいうと、コミュニケーションは**マスコミュニケーション**とパーソナルコミュニケーションという2つの概念に分けられます。

▌マスコミュニケーション

マスコミュニケーションとは、テレビ、ラジオ、雑誌、新聞、ビデオ、DVD、映画、動画など、少数の人から不特定多数の人々への一方通行の情報伝達方法をいいます。いわゆる"マスコミ"とは、マスコミュニケーションの略で、放送局や新聞社などの"情報の送り手"を指しています。またマスコミュニケーションは、テレビやインターネットなら電波を、雑誌や新聞なら印刷物をというように、"媒体"を使いますが、こうした媒体のことは、"**マスメディア**"とよびます。

一度に大量の情報を発信することができますが、**送り手から受け手への一方向のやりとりであることがマスコミュニケーションの特徴**です。

▌パーソナルコミュニケーション

パーソナルコミュニケーションとは、人対人のやりとりのことをいいます。

皆さん、友達に何かを相談しているところを思い浮かべてください。相談者であるあなたが発信したこと（情報）に関して、友達はうなずいたり相づちを打ったり、時には質問をしたり、「こんなふうにしてみたら？」なんて提案をしてくれることもありますね。この場合、話す側になったり聞く側になったりと、役割が常に交互に入れ代わったりします。相手がいてこちらがいて双方向にやりとりをすることを**パーソナルコミュニケーション**といいます。

さらに上記の場面で、友達に相談する前に「こんなことで悩んでるなんて言ったら変に思われないかなぁ……」と、あなたが心のなかで思ったとしますね。この**心の声（内的な会話）**や自問自答のことは**イントラパーソナルコミュニケーション**といいます。人は他者とのやりとりをする前に、まずは自分のなかで想像上の相手とシ

ミュレーションしています。そういわれてみれば、実習中に「この患者さんは今、どんな気持ちなんだろう？」とか「どんな言葉をかけたらいいんだろう？」と悩んだことなどを思い出すのではないでしょうか。

こんなふうに、人は相手と話す前には、たいてい自分のなかで先にいろんな想像をしているものなのです。

厳密には、**心の声（内的な会話）や自問自答などの自分自身のなかでのコミュニケーション**をイントラパーソナルコミュニケーション、**他者とのコミュニケーション**をインターパーソナルコミュニケーションといい、区別することができます。

言語的コミュニケーションと非言語的コミュニケーション

コミュニケーションは、言葉を使うかどうかで分けることもできます。**言葉を使うものは言語的コミュニケーションで、言葉以外の手段で情報を伝えるものは非言語的コミュニケーション**といいます。

言語的コミュニケーションとは、言葉を話したり書いたりして伝え合うことですが、非言語的コミュニケーションは、表情やしぐさ、姿勢や態度、視線、ジェスチャー、服装や化粧、装飾品などを含む"非言語表現"と、言葉の発声に伴うアクセント、声の調子、抑揚、高低、速度、ため息などの"準言語"といわれるものの2つです。

社会心理学の実験ではなんと、**言語そのものから伝わる情報はわずか5〜7％にしかすぎず、90％以上は非言語的コミュニケーションから伝わる**ともいわれています。そのうち非言語表現からは55％、準言語からは40％の情報が伝わっているのだそうです（表）。

表 情報は何により伝わるか？

非言語的コミュニケーション	非言語表現	55％程度
	準言語	40％程度
言語的コミュニケーション		5〜7％程度

たとえば、教員から注意を受けたとき、"まあ、適当に謝っておくか"と思いながら「すいませんでした」と言ったら、「その謝り方は何!? 反省の色がまったくみられない」と、逆に怒鳴られてしまったなんてことはありませんか？ きっと、あなたの表情や態度や視線といった非言語表現や「すいませんでした」の言い方（準言語）から、"まあ、適当に謝っておくか"という**本心が伝わってしまった**のでしょう。

「目は口ほどに物を言う」との 諺 があるように、**非言語的コミュニケーションは、人の本心などといったことを含めた多くの情報を無意識に伝えてしまうもの**なのです。

コミュニケーションの基本スキル Ⅰ

個人編

自分のこと、自分&他者の関係を考えよう

▶ **対自分**（セルフコミュニケーション）

□ 自分を知る
□ 自分を表現する

▶ **対他者**

□ 相手を理解する
□ 相手と関係を築く

Lesson 1

最初のコミュニケーション ——自己紹介の前に自分をオープンにする方法

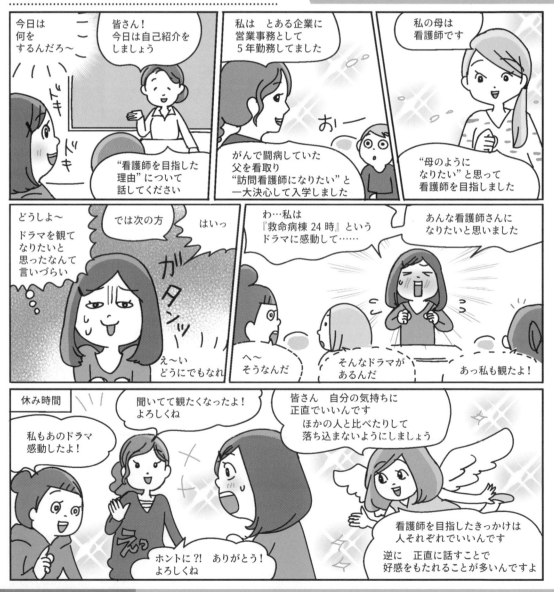

今回の学生：看護学校に入学したばかり。看護師を志したきっかけは、看護師が登場するテレビドラマ。

みなっちから学生へワンポイントレッスン

ここでは、❶自己紹介を通じて看護師を目指した動機を確認すること、❷自分をオープンにすること（自己開示）、そして❸他者からのフィードバック（周囲の人からの自分に対する自由な意見や感想のこと）をうけることについて学びます。

7ページで紹介する「**セルフコーチングシート**表」に自分の気持ちを記入し、オープン度判定も実際にやってみましょう。

言いたいことは極力ガマン。でも、表面上はニコニコ。こういった人をコミュニケーション力が高いとはいいません。自分の気持ちや思いをたくさん表現して、人の意見も素直にいっぱい聴く。こういう人が**コミュニケーションの達人**になっていくのです。コミュニケーションは実践論です。とにかく人とたくさんかかわり、悩んだり感動したり……。こういったことがあなたを成長させ、ひいてはコミュニケーション力をアップさせることにつながるのです。

ここで学べる重要キーワードと基本スキル

ここでは、心理学の分野で登場する「**ジョハリの窓**」という考え方と、重要キーワードである自己開示を学びます。「**セルフコーチングシート**表」では、❶"看護師になりたい！"と思ったきっかけやエピソード（過去）と、❷❶の気持ちと、❸私はこんな看護師になりたい！という願い（未来）を記入することで、

思考の整理ができます。

過去をふり返って未来を見つめ、そして現在を考える。これはコーチングの目標達成の**フレームワーク**というスキルです。看護師になってからも大いに活用できるスグレものですから、学生のうちに身につけてしまいましょう。

質の高い自己紹介は
本当の友達をつくるチャンス

看護学校に入学したばかりの新入生、あるいは実習で初めての病棟を訪ねる看護学生。——最初のコミュニケーションで大切なことは何でしょうか。

ここでは入学したばかりの新入生が経験することをあげ、どんなふうに進めばいいのか、一緒に考えてみることにします。看護学校に入るとまず、「どうして看護師になりたいと思ったのか」をクラスのみんなの前で話す機会がたくさんあります。

うまく自分の経験と気持ち、考えを伝えられるよう、先に準備をしておきましょう！ 高学年の皆さんは "そんなこともあったなあ" となつかしく読んでくださいね。就職面接や新人看護師になったときも自己紹介の場面はやってくるので、次ページの「セルフコーチングシート表」を使って、伝える内容をブラッシュアップしておきましょう！

┃看護師を目指した理由は……

> **考えた結果**
> ✦よく人に「あなたはやさしいから看護師になったら?」と言われることが多かった
> ✦自分や家族が入院したとき、親切にしてくれた看護師さんに憧れた
> ✦医療ドラマを見て、看護師に憧れた

このように、人それぞれあるでしょう。

あなたも、一緒に学ぶクラスメートがどうして看護の道を選んだのか、知りたいと思いませんか？ クラスのみんなも、あなたが看護師を目指した理由を知りたいと思っています。自己紹介の後は、クラスの雰囲気がやわらかくなり、おしゃべりが増えます。「ええっ！ 私も同じ気持ちで看護師を目指したんだよ！」なんて共通点がみつかり、深いところで仲良くなる人たちが多いものです。

自己紹介は本当の友達をつくる大きなチャンス。自分の思いをきちんと伝えていけたらすてきですね！

自己紹介の前に気持ちの整理をしよう
——セルフコミュニケーション力を高める！

自己紹介の前に、自分自身の看護への思いを整理しておくと、伝える力がバツグンにアップします。あなたの思いを、次ページの「セルフコーチングシート表」に書き込んで整理してみましょう。上級生の皆さんも、実習前に整理しておくと看護師を目指す気持ちが再確認でき、モチベーションがアップします（ 記入例 は、13ページを参考にしてください）。

✦ "あの看護師さんみたいになりたい！" という具体的なイメージを**ロールモデル**といいます。

表 セルフコーチングシート

write

＊❶と❹は折れ線グラフで描き込んでいく
＊⑫と⑯は自分以外からの言葉を入れる

自分ヒストリー		未来年表		看護師という職業について
❶下の「誕生〜看護学校」まで線でモチベーションを表していき、どんな出来事があったかも入れましょう。		❹その年代でどんなふうになっていたいか、ライフイベントや取りたい資格を記入してください		⑬こんな看護師になりたくないという例をできるだけ具体的にあげてください。エピソードがある方はそれも書いてください。

誕生〜6歳	小学生	中学生	高校生	看護学校	新人	1年後	5年後	10年後

自分ヒストリー		未来年表		看護師という職業について
❷自分はどんな子供だったか		❸看護師を目指したきっかけは	❺未来はどんなふうになっていたいか	⑭こんな看護師になりたいなぁという人はどんな人ですか。言動などを具体的に書いてください。

❻あなたが人生において大切にしてきたこと、していきたいこと（価値観）は何ですか。5つほど〇をつけましょう
楽しさ　友情　信頼　満足　自由　健康　家族　安心　調和　知性　誠実　情熱　進化
学習　努力　忍耐　寛容　正義　愛　時間　仕事　経済　安定　平和　成果　親密
友情　豊かさ　成功　達成　満足　名声　才能　率直　お金　貢献　成長　責任　尊敬
安全　挑戦　やすらぎ　承認　発展　正直　美　優しさ　独立　名誉　強さ　など

自分ヒストリー	未来年表	看護師という職業について
❼自分の長所（強み）	❾自分の欠点（弱み）　⓫他者からの欠点のリフレーム	⑮家族や知人が入院したり看取ったりという経験はありますか。ある方はそのときに感じたことを書いてください。
❽強みをどう活かしますか	➓弱みをどう克服しますか　⑫先生・実習指導者より	⑯発表後、もらった感想を書いておきましょう。

✦理想の看護師のモデルが、ドラマの主人公であってもOK（あまりにもドラマのイメージが膨らみすぎると、現場とのギャップを感じることもありますが……）。ここで大切なのは、"そのドラマのどんなことが自分の心を揺さぶったのか"をはっきりさせておくこと。自分の心がどんなことを大切に思うのかを知ることは、看護師を目指す気持ちの軸となるのです。

✦皆さんのなかには、失望するような看護師さんに出会い、"自分がいい看護師になって医療をよくするゾ！"と決心した人もいるでしょう（"こんなふうになりたくない"と思う人も、逆のロールモデルといいます）。このとき大切なのは、もともとはその人もすてきな看護師さんを目指していたのだろうと信じること。する

と、理想ばかりでは語れない医療現場の実態と課題がみえてきます。

✦このように "看護師になりたい" 気持ちをまとめておくと、その後にとても役立ちます。

✦「私、看護師に向いてないのかなあ」と気持ちが落ち込んだときにもぜひ、この「セルフコーチングシート表」を見直してみてください。「あっ、そうだった！」とすぐに気持ちを立て直すことができるからです。

✦これをよく見える場所に貼って時々眺めると、看護を目指す気持ちの根本がブレることがありません。貼る場所は、勉強机やいつも目に入る場所がオススメ。

✦写真に撮り、スマホの待ち受けにしたりするのも、つねに目標を意識できる良い方法ですよ。

いい友達をつくるコツ

よく、"看護学生時代の友達は一生続く"といわれます。それは看護って何だろう、本当のやさしさって何だろうと、これまでの学生生活にはない深いレベルで、気持ちのやり取りをすることが多いからです。皆さんも、授業や実習で仲間と本音でやり取りをして、一生の友達をつくりましょう♪（120 ページ column 参照）。

では、具体的にいい友達をつくるコツとはどんなことでしょう（高学年の皆さんは、より深い友人関係を築くコツとして応用してくださいね！）。

まずは、自分をオープンにすること。
自分の気持ちを正直に伝えることで、気持ちをわかり合える友達ができるのです

看護師を目指す人には、周りの人の気持ちを優先しすぎて、「こんなこと言うと、みんなが嫌かな」と、自分の正直な気持ちを表現するのを抑えてしまうタイプの人が多くいます。もちろん、看護の場面では相手への気遣いはとても大事です。でも、あまりにも遠慮がちでは、逆に相手に気を遣わせてしまうものです。あなたも正直に気持ちを言ってくれる人のほうが、一緒に過ごしていて気が楽ということはありませんか？

正直に気持ちを表現する人のことを "オープンな人" ともいいますね。では、あなたのオープン度はどのくらいでしょうか？ 次のオープン度チェックで、自分が人に対してどのくらいオープンなのか、確かめてみることにしましょう。

▌あなたのオープン度チェック

［記入の仕方］
① 横の軸（周囲の人のフィードバックを快く受け入れ、自分を知ろうとしている度合）と縦の軸（周囲の人を信頼して自分を出せている度合）を 1〜10 で判定してください。
② 当てはまる数値から、軸に対して垂直な線を引いてください。

周囲の人のフィードバック＊を快く受け入れ、自分を知ろうとしている度合

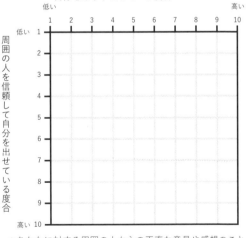

＊あなたに対する周囲の人からの正直な意見や感想のことです。

図 ジョハリの窓

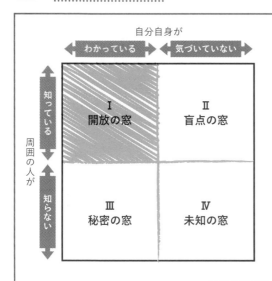

I 開放の窓：自分自身もわかっていて、周囲の人も知っている自分

II 盲点の窓：自分自身は気づいていないが、周囲の人が知っている自分

III 秘密の窓：自分自身はわかっているが、周囲の人が知らない自分

IV 未知の窓：自分自身も周囲の人も気づいていない自分

どの形になった？

Iの窓が横長の長方形になった人
→ひっこみ思案タイプ

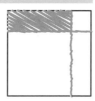

周囲の人の意見や感想を素直に受け取るわりに、あまり自分を出さない。ひっこみ思案タイプ。

Iの窓が縦長の長方形になった人
→自己主張の強いタイプ

周囲の人に自分を出せるけれど、周囲の人からの意見や感想はあまり受け入れない。自己主張の強いタイプ。

Iの窓が縦にも横にも小さい
→クローズな人

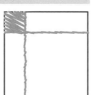

自分を出さず周囲の人からの意見や感想も受け入れないクローズな人。

Iの窓が縦にも横にも大きい
→オープンな人

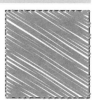

周囲の人に自分の気持ちを正直に話すことができ、周囲の人の意見や感想も聴けるオープンな人。

オープン度判定

4つの窓（四角）ができましたか？ これは心理学で学ぶ「**ジョハリの窓**」（図）というものです。

自分を出せば出すほどIの窓の面積が<u>下</u>に拡大し、周囲の人の意見や感想（フィードバック）を素直に受け取れば受け取るほどIの窓の面積が<u>右</u>に拡大します。Iの窓が縦にも横にも大きければ大きいほどオープンな人となるのです。

オープンな人 ＝（イコール）一生の友達ができる！

自分の意思を表現しないと、あなたの周りには、違う考え方や気持ちをもつ人も集まってきてしまいます。人が多いと一見にぎやかでいいように思いますが、気を遣うことも多くなり疲れてしまいます。自分の気持ちや考え方をオープンにすると、同じ気持ちや考え方の人が集まってくるので、わかり合える友達ができやすいのです。

よく「社会人基礎力をもつように」といわれますが、"チームではたらく力"要素の中に、"発信力"ということが求められます。まさに"自己紹介"というのは、社会人基礎力（64ページ）の"発信力"のトレーニングになるのです。

悩むのはコミュニケーション力アップへの近道!?

皆さんは自分の"おでこ"を鏡なしで見ることができますか？……答えはもちろんNOですよね。人は自分の"おでこ"を自分で見ることができません。自分で見ることができない部分を「盲点」といいます。人間の目は人を見ることは上手でも、意外に自分自身を見ることが不得意です。「盲点」の部分を知るには、人から教えてもらうということが必要になります。

成長するには見たくない自分と対面し、時には葛藤が必要なのです。人とコミュニケーションを図ると（自分を表現し、人の意見を取り入れる）、楽しいことも多いですが、悩み（自問自答、葛藤）も増えます。

でも……

◆"うまく伝えられなかった"➡"ようし、今度はこんなふうに言ってみよう"

◆"あんな言い方ってないよね！"➡"でも、言われたことは一理あるかな。注意していこう"

……こうして悩みながら答えをみつけ出していくのが、コミュニケーション能力をアップさせる方法なのです。

もし仙人のように一人で山奥に住み、心が穏やかだという人がいたとしても、偉くも何ともありません。人は人とのやり取りのなかで葛藤し、自問自答を繰り返しながら成長していくものだからです。

また、コミュニケーションの本をたくさん読んで、頭で理解した気になっているだけでも意味がありません。だれかの考えは参考資料なだけであって、あなたの"答え"ではないからです。自問自答や葛藤に自分なりの答えを出して人とかかわり、また悩む……この地道なプロセスをとおして得た知恵が、あなただけの"答え"となります。そしてこれこそが"コミュニケーション力を高める唯一の近道であり王道"なのです。

「看護師になりたい」という気持ちが うすれてきてしまったという方へ

あなたが看護師を目指した動機は何ですか? 小さい頃は自分が病気がちで看護師に憧れたのでしょうか。それとも祖父母が介護状態であったり、家族のどなたかが高度医療を必要とする状態だったのでしょうか。それともドラマなどを見て、"私もこんなふうに誰かの役に立ちたい!"と看護の道を志したのでしょうか。

緊張や不安など、気持ちの弱さを感じたときは、看護師を目指したときの気持ちを強く思い出してみてください。

看護の仕事というのは、多くの人が一度は「やってみたい」と思う憧れの職業です。人に何かをして"ありがとう"と心から感謝される仕事というのは、ほかにあまりないものだからです。

かくいう私も、5年間看護師を経験しました。満足な仕事ができずにいた私に、患者さんが「看護師さん、本当にありがとうございました」「あなたがそばにいてくれたおかげで手術を乗り越えることができました」などと言葉をかけてくださったりすると、何だかとても申しわけない気持ちがしたものでした。また、患者さんがそんなふうに言ってくださることがありがたくて、"もっともっと患者さんのために頑張らなきゃ!"とやる気満々にもなりました。そして、同時に"こんなにすばらしい仕事はほかにないな"と、看護師という職業の魅力を再認識してもいました。

日々の勉強の大変さや実習のつらさから、"看護師になりたい!"な気持ちが薄れてきたという人は「セルフコーチングシート **表**」を見直すといいですよ。

"看護師になることが自分の使命だ"という強い気持ちは、不安や緊張などを乗り越えていく原動力なのです。時々、自分のルーツをふり返る習慣をつけましょう。

みなっち先生が 看護師を目指した きっかけは……

私が看護師を目指した動機は"一生できる仕事だから"というものでした。

幼い頃に父親を亡くし、片親で育った私は、経済的に自立したいとずっと思っていました。でも看護学校に入ると、周りの友達の看護師を目指した動機は「自分が入院したとき、親身になってくれた看護師さんがステキで、あんなふうに人の役に立ちたいと思った」「家族が手術したとき、テキパキと説明してくれた看護師さんがカッコよかったから」などというものが主でした。そういった友達に、"看護師を目指した動機"について聞かれることがそのときの私には苦痛だった覚えがあります。

とはいえ、経済的な自立という動機で看護師になった私でも、いざ看護師として働き始めると、看護の魅力にどんどん惹かれていきました。

看護の仕事は尊くすばらしいと思うようになった出来事とは……

今も忘れられない、ある患者さんのお話をしましょう。私がまだエンゼルケア（死後の処置）を経験したことがなかった頃のことです。私は子宮がんで入院してきた、やさしくてとても穏やかな患者のＡさんと出会いました。「告知はしない」というご家族の意向で、本人には難治性の子宮筋腫と病状を説明されていました。私が看護師の頃はがんの病名を本人に告知しないことも多くありました。私はＡさんが大好きで、空いている時間をみつけては病室に行き、おしゃべりをしていました。

それでもＡさんは末期の状態にあったので、日に日に衰弱していきました。一日の大半をベッドで過ごすようになった頃、Ａさんが私に「あなたは死後の処置をしたことがないって言っていたわよね。私の最期のお世話はあなたにお願いするわ。いろんな経験をしていい看護師さんになってね」と言いました。その言葉に、私は「何を言ってるんですか！ 縁起でもない！」と反論しながらも、涙があふれてしまいました。

がんであることを隠しておかなければならない立場だというのに、きっと患者さんには今の状態がよくないということが伝わってしまったと思います。Ａさんは静かにこう言いました。「美奈さん、いいのよ。私は自分がもうダメだってこと、わかってるの。どうしてかっていうとね。１週間くらい前から、あなたの背中に天使の羽根がついているように見えるようになったの。ああ、いよいよお迎えが来たんだなってわかった

の。だから隠さなくていいのよ」。そして、私の次の夜勤の予定だった「水曜日まで頑張るから最期のお世話をよろしくね」と微笑むのでした。結局、Ａさんはこのやりとりの後、容態が悪化し、水曜日を待たずにこの世を去ってしまいました。

――夜勤の日である水曜日に私が病室に行くと、Ａさんが入院していた203号室のベッドは何事もなかったかのようにベッドメーキングされ、次の患者さんが来るのを待っているかのようでした。悲しむ間もなく私はその日の夜勤業務に追われていました。そのとき、203号室からナースコールが鳴ったのです。まだ誰も入院していないのに変だなと思いながら部屋に行き、ナースコールのさし込み口の部分をはずしたりつけたりしながら点検し、部屋を後にしました。でも５分後、また203号室からナースコールが鳴ったのです。そのとき、私はピンときました。亡くなったＡさんが「約束したのに水曜日まで頑張れなくてごめんね」と言っているのではないかと思ったのです。私は「Ａさん、たくさんの思い出をありがとうございます。天国でご主人と仲よくしてくださいね」と、203号室の天井に向かってお礼を言いました。すると、もうナースコールは鳴らなくなりました。

――私はこのアンビリバボーな体験をとおして、ここまで深く人とかかわることができる看護という仕事はなんてすばらしいんだろう！ と感動しました。看護師を目指した動機に自信がなかった私も、Ａさんとの出会いとこの出来事から、看護の仕事は尊く奥深い仕事で、目指して本当によかったと思えました。皆さんにも、すばらしい出会いがたくさん待っていると思います。

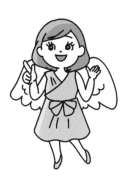

動機に自信がない
というあなたも
様々な患者さんとの
出会いによって
成長すると思うわ

見てみよう記入例

自分ヒストリー		未来年表		看護師という職業について
❶下の「誕生～看護学校」まで線でモチベーションを表していき、どんな出来事があったかも入れましょう。 身体が弱かった　部活動で活躍　転校　夢への一歩		❹その年代でどんなふうになっていたいか、ライフイベントや取りたい資格を記入してください 一生懸命頑張る　認定看護師の資格取得		❸こんな看護師になりたくないという例をできるだけ具体的にあげてください。エピソードがある方はそれも書いてください。 自分勝手、患者さんを見ていない、信頼されない
誕生～6歳　小学生　中学生　高校生　看護学校		新人　1年後　5年後　10年後		
❷自分はどんな子供だったか おとなしく見えて、気が強い	❸看護師を目指したきっかけは 子供の頃、身体が弱く看護師さんにお世話になったから	❺未来はどんなふうになっていたいか 資格を取得して公私ともに充実している		❹こんな看護師になりたいなぁという人はどんな人ですか。言動などを具体的に書いてください。 テキパキしている、自信を持っている、人から相談されやすい、忙しさを表に出さない
❻あなたが人生において大切にしてきたこと、していきたいこと（価値観）は何ですか。5つほど○をつけましょう 楽しさ　友情　信頼　満足　自由　健康　家族　安心　調和　知性　誠実　情熱　進化 学習　努力　忍耐　寛容　正義　愛　時間　仕事　経済　安定　平和　成果　親密 友情　豊かさ　成功　達成　満足　名声　才能　率直　お金　貢献　成長　責任　尊敬 安全　挑戦　やすらぎ　承認　発展　正直　美　優しさ　独立　名誉　強さ　など				❺家族や知人が入院したり看取ったりという経験はありますか。ある方はそのときに感じたことを書いてください。 祖母が入院したまま、眠るように亡くなった。話せたときに「お医者さんも看護師さんも優しい」「私は思い残すことはない」と言っていた。私は祖母がいなくなり寂しいけど、幸せな人生を送れたのかなと温い気持ちがもてた。
❼自分の長所（強み） コツコツと努力を続けられるところ	❾自分の欠点（弱み） 常に不安をもってしまうところ	⓫他者からの欠点のリフレーム 不安を払拭するために人の意見を聞いて、努力に変えられる		⓰発表後、もらった感想を書いておきましょう。
❽強みをどう活かしますか 周りに頼られるよう仕事ができる人になる	❿弱みをどう克服しますか 弱い自分も受け入れる	⓬先生・実習指導者より 自分の長所を伸ばし短所を見つめて改善できる人はとてもステキです。「長所伸展、短所是正」を大切に。		

2

キツイ指導を受けたとき"心"を守るスペシャル技

対自分（セルフコミュニケーション）｜自分を知る

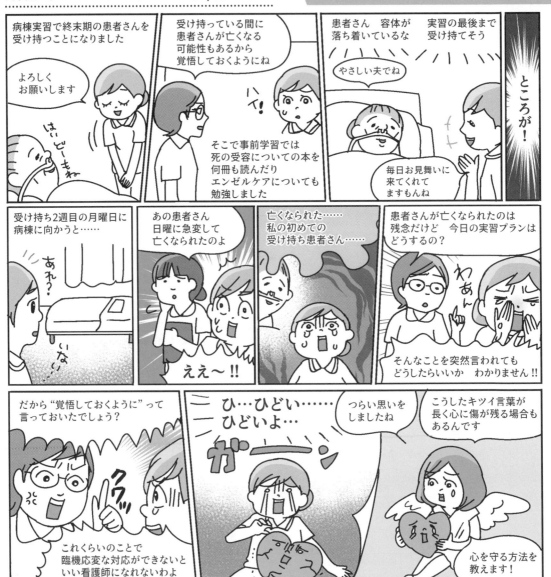

今回の学生：実習中の看護学生のノゾミ。指導教員のSにキツイ一言を言われ、立ち直れずにいる。

みなっちから学生へワンポイントレッスン

ここでは、**イントラパーソナルコミュニケーション**（1ページ参照）を充実させる方法を学びます。

目上の人から厳しい指導を受けたとき、どんなふうにとらえたら前向きになれるのかをマンガの学生の事例をとおして具体的に学んでいきましょう。「このくらいのことができないといい看護師になれないよ！」というキツイ指導の言葉を「これができたらいい看護師になれるよ！」と、心のなかで肯定的な言葉にチェンジする方法を習得します。この方法を身につければ、「否定的な指導」もすべて看護師になるための「応援メッセージ」にすることができるようになります。

また、厳しい指導を受けたときは身体にも変化が起こります。心臓がドキドキしてきたり、涙が止まらなくなってしまったり、身体が硬く緊張したりと、こんなふうになることがありますね。ここでは、こういった身体の過度の緊張状態をほぐすための深呼吸法の実際を学び、**心と身体の調和**の方法も身につけていきます。

 ## ここで学べる重要キーワードと基本スキル

ここでは、重要キーワードである**イントラパーソナルコミュニケーション**（1ページ参照）と、**ラポールとその実践法**を学びます。

イントラパーソナルコミュニケーションとは前述したように自分自身とのコミュニケーションのことで、自問自答や自分の頭の中での内的な会話のことをいいます。

ラポールとはフランス語で「**橋をかける**」という意味です。人と人との間がなごやかな心の通い合った状態であること、つまり**親密な信頼関係が結べている**ことを指します。ラポールは心理学用語でもあり、他者との関係に使うのが一般的ですが、本書では自分自身の心と身体の調和した状態をも「自分自身とラポールがとれている」というふうにとらえ、表現します。

他にもここでは、スポーツの世界でも活用されている緊張をほぐすための深呼吸法の実際が学べます。

「そんなこと言ってたら、いい看護師になんてなれないよ」なんて、指導教員の厳しい一言に、へこんだことはありませんか？先生は励まして言ったつもりでも、言われた学生はとても傷ついていることもありま

す。ここでは、そんな言葉の毒矢をひらりとかわし、皆さんの心を守る必殺ワザを伝授しましょう。このワザを身につければ、キツイ一言も皆さんへの応援メッセージに聞こえてくること間違いなしですよ‼

S先生も、学生のとき実習で つらい一言を言われていた

追加情報

他の実習グループの友達も私と同じく患者さんが亡くなる体験をしたのですが、指導教員のM先生はカンファレンスルームで午前中ずっとその友達の話を聴いてくれ、一緒に午後の実習の計画も立ててくれたそうです。そして、「患者さんの最期の様子を聴きにいこうね」と、受け持ち患者さんの死を看取った看護師さんのところに連れていってくれて、そこで友達は、患者さんの最期は穏やかで、家族みんなに見守られて息を引き取ることができたこと、患者さんから「学生さんにありがとうとお礼を言ってほしい」という言葉があったことを聴けたそうです。患者さんの死は悲しかったけれど、看護師さんの話を聴いて、"自分も何か役に立てたんだ"という気持ちになれたと言っていました。

私も正直、友達のように指導教員がM先生だったらよかったのにと思ってしまいます。いろいろな先生がいるのはわかりますが、先生によってこんなにも指導の仕方が違うのかとがっかりします。

私がノゾミさんの立場だったとしたら、「カンファレンスルームでじっくり話を聴いてくれる先生と実習したい！」と思います。これが普通の看護学生の気持ちでしょう。でもノゾミさんが"コミュニケーションの達人"を目指すのなら、ここでムッとする気持ちをいったんSTOP！ちょっと視点を変えて考えてみることにしましょう。

S先生はきっと、S先生のような指導教員にしか出会ったことがないのです。人は「教わったように教えるもの」です。S先生はいい先生に恵まれない学生時代を送り、いつしか自分もキツくなってしまった。そして今、まさに目の前の学生にキラわれようとしている。そう思って許してあげましょう。もし、S先生が思いやりあふれる教員に出会っていたら、ノゾミさんにもっとやさしくできたはずですから。反対にM先生は、いい教員に囲まれて育った人なのでしょう。人が自然にやさしくなるためには、やさしくされた経験が必要なのです。ノゾミさんは幸せですね。だって、S先生みたいな反面教師もいるけど、M先生だってそばにいるのですから。

M先生に担当してもらったら、それはそれでとってもラッキー！でもM先生が担当

でなくとも、M先生のような指導をする先生が学校にいる、そういう指導があるということを知ることができただけでも、すばらしいことではないでしょうか？ また、正反対なS先生がいたからこそM先生のすばらしさに気づけた、とも考えることができますよね。

S先生が看護学生のとき、急な実習プラン変更で困っているのに、指導教員から「S さん。臨機応変に対応しないと、いい看護師にはなれないわよ！」と言われてへこんでいる姿をちょっとイメージしてみましょう。するとS先生がちょっとかわいそうに思えてきませんか？

そう思えてきたなら、「S先生もつらい実習を経験したんだねぇ。よしよし」とちょっぴり"上から目線"で許してあげちゃいましょう♪

相手の言葉の表現を分析しよう！

ノゾミさんはどうしてS先生の言葉に深く傷ついてしまったのか、分析してみることにしましょう。まずは下の言葉を比べてみてください。

比べてみると

Ⓐ臨機応変な対応ができない
　と、いい看護師になれないよ
　➡不安の動機づけ

Ⓑ臨機応変な対応ができると、
　いい看護師になれるよ
　➡可能性の動機づけ

皆さんが言われるとしたら、ⒶとⒷのどちらの言葉がいいですか？ 私はもちろんⒷです。

Ⓐは「～しないと○○になれない」「～できないと○○になれない」という言葉の組み合わせです。これは現在も未来にも希望がもてず人を不安にさせてしまう言い方です。こういう表現の仕方を"不安の動機づけ"と名づけます。

Ⓑは「～したら○○になれるよ」「～で きたら○○になれるよ」という言葉の組み合わせです。これは「～できるようになりたいなぁ！」と未来に希望がもて、人をワクワクさせるような言い方です。こういう表現の仕方を"可能性の動機づけ"と名づけます。

今回、ノゾミさんはⒶの言い方でS先生から指導を受けたため、文字どおり不安になってしまいました。特に患者さんが亡くなってショックを受けていたときだったので、この言葉がなおさらノゾミさんの心を傷つけてしまったのでしょう。「弱り目にたたり目」ですね。

でも、こうした言い方がすべての場合に悪いかといえば、そうとは限りません。人はつい"なまけ心"が出てしまうことがあります。そんなとき、こうした言葉でハッとわれに返ることもできます。努力を忘れていたり、物事がうまくいきすぎて有頂天になっていたりするときなどには、身を引き締めるためにこうした言葉が必要になる場合もあります。

要するにこの言葉は、**相手の性格や置**

かれている状況を正しく理解して使うことが大切なのです。

今回の状況を振り返ると、ノゾミさんは死の受容過程やエンゼルケアについて勉強するなど努力をしてきたのですし、患者さんが亡くなったことで動揺して泣いてしまっただけなので、Ⓑのように「**こんなときこそ臨機応変な対応ができると、いい看護師になれる。さあ、いっしょにプランを見直してみようか**」と言われたら、きっとノゾミさんはスムーズに実習プランの変更ができたと思います。

言葉は、使い方一つで人をやる気にさせたり傷つけたりすることもできる、繊細で慎重に扱う必要がある道具（もの）なのです。

不安をあおる言い方を"可能性の動機づけ"に変えちゃおう！

S先生以外にも、「～しないと○○になれない」という言い方（**不安の動機づけ**）をする人は多いものです。「～しないと○○になれないよ」と人から言われたときはそのつど、「～したら○○になれるんだな」という言い方（**可能性の動機づけ**）に変更するようにしましょう。そうです、相手が放った毒矢をひらりとかわしてしまうようにするのです。

> 今回のようにS先生から「このくらいのことで臨機応変な対応ができないと、いい看護師になれないよ」と言われたら……

> ↓ 言葉を変換!!
>
> すかさず「臨機応変な対応ができると、いい看護師になれるんだ」と自分の心の中で言葉を変換しましょう！

これは私も新人時代からやってきたおススメの方法です。意識しなくても変換するのが習慣になるまで続けましょう。このスキルが身につくと不安をあおる言い方を無意識のうちに"**可能性の動機づけ**"にチェンジできるようになります。キツイ言葉はぜ～んぶ自分への応援メッセージ。

この習慣を続けているといつの間にか、

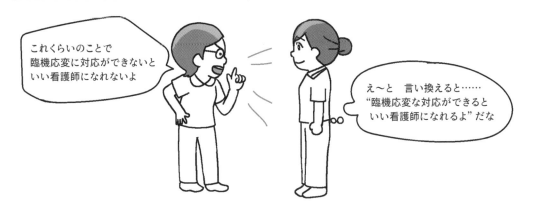

これくらいのことで臨機応変に対応ができないといい看護師になれないよ

え～と　言い換えると……
"臨機応変な対応ができるといい看護師になれるよ"だな

周りにも前向きな言葉を使う人が集まってきます。実習でどんなに厳しい指導を受けてたとしても、みんなでヒョイッと乗り越えていくことができるようになったらステキですね。

"臨機応変"ができるようになるには……

"臨機応変"とは、その場その場で適切な対応ができることをいいます。臨機応変な対応ができるようになるためには、場数を踏む必要があります。場数とはすなわち、臨床現場でいろんな場面や問題に出合い、様々な対応を身につけていくことにほかなりません。

皆さんも今回の相談者・ノゾミさんのように、一つひとつ臨床現場での経験を積み重ねていけばいいのです。焦る必要はないのです。じっくり一歩ずつ進んでいきましょう。

ドキドキを抑える方法

ノゾミさんは、「私は、受け持ち患者さんが亡くなるのは初めての体験だったので正直、ドキドキが止まらず涙も出てきてどうしていいかわからなかったんです。覚悟をしていなかったわけじゃないのに……」と言っていました。

ドキドキを鎮めるには"深呼吸"が一番です。緊張していると、知らず知らずのうちに浅い呼吸になっていることが多いもの。特にドキッとしたときは呼吸を止めていたりします。ドキドキを抑えたいときは逆にドキドキを鎮めようと焦ったりせず、椅子にふかーく座って、背もたれにドンッと身体を預けて全身の力をガクッと抜きましょう。そして、深い呼吸を3分間ほどするように意識してみてください。目を閉じて鼻から大きく息を吸い、お腹の下のほう（周囲）にためるようにします。ゆっくり

と息を吐いていきます。そのとき、嫌な言葉や不安なことも一緒に吐き出すようにイメージしましょう。息を吐くのと同時に「不安や心配がどんどん身体の外に出ていっている」「どんどん外に吐き出されていく」、そして息を吸うのと同時に「今度はどんどんエネルギーが入ってくる」「不安や心配なことの全てが自分のエネルギーに変わっていく」と自分に言いきかせるようにしましょう（脱力誘導、20ページ 図）。

私はこれまでスポーツで4回、国民体育大会に出ています。（一番成績がよかったときは全国大会2位です。すごいでしょ☺）試合で緊張したときは、この脱力誘導という方法をベンチでこっそりやってました。

ドキドキしたり、緊張するのは一生懸命な証拠です。デキトーな人は緊張しません。「ドキドキするのは一生懸命な証拠で、

図 ドキドキを抑える方法：脱力誘導

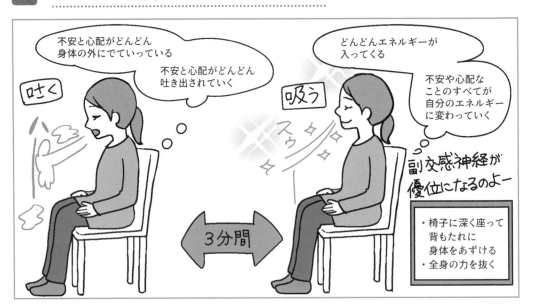

いいことなんだ！」と自分を肯定し、脱力誘導で不安や心配をエネルギーに変換して力強く進んでいきましょう。30回も呼吸すれば、すべての不安要素があなたの身体から消えてなくなります。すると、だんだんに自分自身と**ラポール**（信頼関係）を結べるようになり、ドキドキも抑まりますよ。

"不安の動機づけ" ➡ "可能性の動機づけ" への変換を様々な場面でしてみよう！

この "不安の動機づけ" ➡ "可能性の動機づけ" への変換は、様々な場面で活用することができます。

例をみていきましょう。

指導教員、実習指導者からの言葉
・そんな対応だと、患者さんから信用されないよ。
　　↓
しっかり説明すれば、患者さんから信用されるよ。

・清潔援助がしっかりできてないと、患者さんが感染を起こすよ。
　　↓
清潔援助がしっかりできていると、患者さんの感染予防ができるよ。

・わからないことはすぐに聞かないと、インシデントを起こすよ。
　　↓
わからないことをすぐに聞けば、インシデントを予防できるよ。

- タイムマネジメントができないと、いい看護師になれないよ。

    ↓

    タイムマネジメントができれば、いい看護師になれるよ。

- 薬をヒート（シート）のまま置いとくと、患者さんがそのまま呑み込んで胃に穴あくよ。

    ↓

    薬はヒート（シート）から出して置いておくことで、患者さんの安全が守れるよ。

▌患者さんへの言葉

- お薬飲まないと、よくなりませんよ。

    ↓

    お薬を飲むと、よくなりますよ。

- ご飯全部食べれないと、退院できませんよ。

    ↓

    ご飯全部食べられたら、退院できますよ。

- リハビリ頑張らないで動けなくなったら、困りますよ。

    ↓

    リハビリ頑張ると、退院時に困りませんよ。

——いかがですか？ "自分もやってみよう！" という気持ちになってきたのではないでしょうか。不安の動機づけをされたら、可能性の動機づけに変換してみる。または自分が不安の動機づけで発言をしそうになったら、可能性の動機づけに変えて発言する。などと、応用していきましょう。

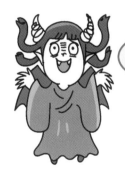

臨機応変な対応ができないと、いい看護師になれないぞ〜

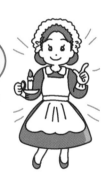

つまり、"臨機応変な対応ができると、いい看護師になれるよ" ってことよ！

Lesson 3

患者さんに思いを伝える "I メッセージ"

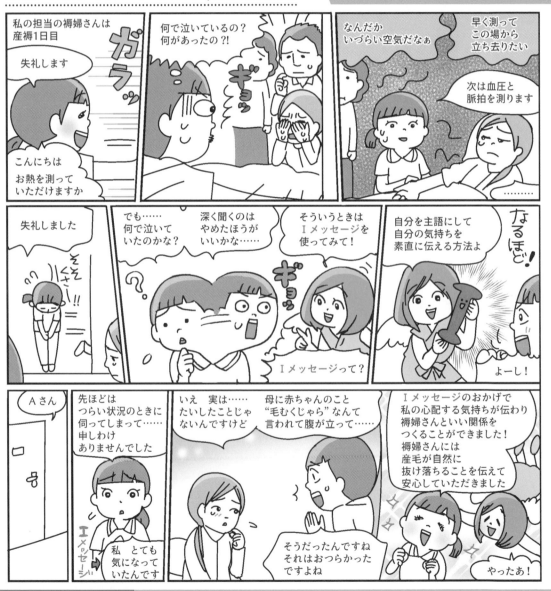

対自分（セルフコミュニケーション）| 自分を表現する

今回の学生：母性看護学実習で、産褥1日目の褥婦さんを受け持つ看護学生。気分が変動しやすい褥婦さんとの交流に戸惑い中。

みなっちから学生へワンポイントレッスン

ここでは、相手に自分の気持ちを伝える方法を学びます。「私は（I）」を主語にしたり、「あなたは（YOU）」や、「私たちは（WE）」を主語にしたりして、気持ちを伝える方法の違いと効果を学習します。

私たちが日常で無意識に使っている**「あなた（YOU）メッセージ」**は、時には人を傷つけたり、嫌な思いにさせてしまうことがあります。また、相手が泣いていたり感情が高ぶっていたりするときはどんなふうに声をかけていいのかわからず、黙ってしまうこともありますよ

ね。ここでは、相手を不快な気分にさせない「私（I）メッセージ」や「私たち（WE）メッセージ」の活用の仕方を、マンガの学生の事例をとおして具体的に学びます。これまで、「こういうときって何て言ったらいいんだろう……」と悩んでいたことに対して、「ああ、こんなふうに言えばいいのか！」という答えがきっと見つかりますよ。

日常でこれらのスキルをドンドン活用できれば、自分の感情を上手に伝えることができ、今まで以上に周囲の人たちと深い信頼関係が築けるようになるでしょう。

 ここで学べる重要キーワードと基本スキル

ここでは、「コーチング」という分野でよく活用されている**「YOUメッセージ」「Iメッセージ」**、そして**「WEメッセージ」**というスキルを学びます。そして、それらを日常生活をとおして身につけるためのコツが理解できます。これらは重要キーワードである**自己開示**の実際の方法でもあります。

実習現場ではマンガのように患者さんの喜怒哀楽や気持ちの葛藤（かっとう）といった場面に遭遇することも多々あります。様々なコミュニケーションの場面で、こちらの気持ちの伝え方がわからずにただ黙って

しまうことを「患者さんに寄り添う」と表現し、あいまいにしている人が多いように私は思います。何と言っていいかわからないと、「意図的に黙っている」のとでは、雲泥（うんでい）の差です。相手の感情がゆれ動いているときにうまくかかわることができたなら対象とより深い信頼関係が結べるようになります。

ここでは、これまでどうかかわったらいいかわからずに皆さんが黙っていた場面で、「相手の心に一歩近づくことのできる具体的な声かけの方法」が学べます。

友達が落ち込んでいたので、「どうしたの? 相談に乗るよ」と言ったら、「一人で考えたいから、そっとしておいて」と顔をそむけられた。友達のほうがテストの成績がよかったので、「よかったじゃん!!」とほめたのにイヤな顔をされてしまった……。こんな経験はありませんか?

人に思いを伝えるって難しいですよね。今回は、相手の気分を害さずに自分の気持ちを伝える声かけの方法を紹介します。

Ⅰメッセージで気持ちを伝える達人になりましょう!

Lesson 3 のマンガの場面はいかがでしたか? 実はこれ、私の教え子・カメちゃん（ニックネーム）が体験した実話です。

何事も最初からできる人はいません。カメちゃんのようにみんな試行錯誤しながら、一歩ずつコミュニケーションの達人になっていくんですね。皆さんにもカメちゃんの思いと勇気が伝わったのではないでしょうか。

Ⅰメッセージとは、主語を「私」にして表現する方法

たとえば……。ある日のこと、友達のヒロコさん（仮名）が恋人と別れたと言って、泣きはらした顔で登校してきました。学校でもうつむいていることが多く、時々涙がポロリ。見るからに痛々しい表情です。こんなとき、皆さんならヒロコさんにどう声をかけますか?

①「あ、あの……大丈夫?」とひかえめに言う。
②「私にできることあったら何でも言ってね」とメッセージを送る。
③逆に、涙には気づかないフリをして、あえて普通に接する。

これらは相手を気遣ういい方法です。でも皆さんはもう看護師の卵。癒しの"セミプロ"としてもう一歩踏み込んで相手に気持ちを伝えられたらステキですよね。そんなとき、役立つのがⅠメッセージ（私＝Ｉ）です!

Ⅰメッセージで気持ちを伝える

では実際にⅠメッセージでヒロコさんに声をかけるとどんなふうになるのかみてみましょう。

次のⒶとⒷの文章を比べてみてください。

Ⓐ「ヒロコ、元気ないけど大丈夫?」
Ⓑ「ヒロコが元気ないと、私もつらいよ」

皆さんは、実際に自分が言われたとしたら、ⒶとⒷのどちらの表現が受け取りやすいでしょうか。ほとんどの人はⒷのほうが受け取りやすいと感じるのではないでしょうか。Ⓑの言い方はⅠメッセージ。Ⓐは「ううん、そんなことないよ」と否定できますが、Ⓑは否定が難しいですよね。人の感情はその人自身のものなので、こちらがとやかく言えない領域だからです。つまり、Ⅰメッセージはより相手に伝わりやす

いメッセージということなのです。

**Ⅰメッセージはとっても簡単！
「私」を主語にして気持ちを伝えるだけ**

　気持ちとは“感情”のことです。「私はう
れしい」「私は悲しい」「私は楽しい」、これ
らの表現はすべてⅠメッセージ。皆さん、
日常でよく使っていますよね。これらを意
識して会話で使うと、今よりもっと相手に
気持ちを伝えることができるのです。「私

は〜」から始めて自分の気持ちを言うだけ
なので、簡単にマスターできますよ！
　対する🅐はというと、主語がヒロコ（あ
なた＝YOU）で、これはYOUメッセージ
といいます。何だか「あなたは元気がない」
と決めつけられた感じがしますよね。人は
考えを押しつけられるとなんだか反発した
くなるものなんです。ですから、YOUメッ
セージでは気持ちが伝わりにくくなってし
まうのです。

YOU メッセージから Ⅰ メッセージへ

　では、「○○、技術テスト合格してよかっ
たじゃん！」と友達をほめたらとたんに嫌
な顔をされてしまった。こんな場合は、ど
んなふうに言えばよかったのでしょうか。
一緒に考えてみることにしましょう。

> 🅒「○○、技術テスト合格してよかっ
> たじゃん！」
> 　➡ YOUメッセージ
> 🅓「私、○○が技術テスト合格して
> すごくうれしいよ。私もがんばる」
> 　➡ Ⅰメッセージ

　（○○にあなたの名前を入れてイメージ
してみて！）
　🅓の「私、うれしいよ！」はちょっと照
れくさいけど、「えへへ、喜んでくれてあり
がとう！」とそのまま受け取ることができ
ます。
　では🅒はどうでしょう。確かにこうほめ
られてうれしいときもあります。でも何だ
か、素直に喜べないときもありますよね。
それは次のような理由からです。

YOU メッセージでほめられても素直に喜べないのはナゼ？

**素直に喜べない理由①
評価されているような感じを
相手に与えるから**

　友達から、「清拭うまくなったねえ」など

とほめられると“ちょっと、どんだけ上か
ら目線??”とムッとしませんか？　人はふ
だん、何気なく相手に「頭いいね」「変わっ
たね」「センスいいね」などと言ってしまい

ます。でも、これは"評価されている"というニュアンスを相手に与えることがあるのです。教員や実習指導者など目上の人から言われると"うれしい"と思えることでも、同級生や自分より年下の人から言われると、なんかイヤ～な感じがするものです。

たとえば実習の場面で、学生が高齢者のリハビリテーションの介助をすることがありますね。なかなか立てなかった患者さんがやっと立てたときなど、うれしくてつい、「○○さん、頑張りましたね！」なんて声をかけてしまい、後で患者さんのご家族に「うちの父を子ども扱いして！」なんて叱られてしまうがあります。これは目上の人に対してYOUメッセージで声をかけてしまったため、相手の気分を害してしまった例です。

実習ではとっさに声をかける場面が多いので、ふだんからIメッセージで表現する習慣をつけておくといいですよ。たとえば、「○○さん（患者さん）が立つことができて、私、本当にうれしいです！」というように、です。

素直に喜べない理由②
「下心があるのでは？」と疑ってしまうから

私（＝みなっち）が皆さんのクラスの担任だとイメージしてみてください。廊下であなたと私はすれ違いました。私が振り向き声をかけます。

みなっち「実習のリーダー、頑張ってるね！」

あなた「いえ、そんな……。みんな協力してくれるので、何とかやれています」

みなっち「そのリーダー性を見込んでぜひ、学校祭の実行委員をやってほしいのよ！」

あなた（ひえ～！ やっぱり……何か悪い予感したんだよね）

いかがでしょう。皆さんはきっと、私のセリフからイヤらしさを感じたのではないでしょうか。これは、「ほめる＋頼み事」の**おだてメッセージ**です。私たちは人生のなかで多かれ少なかれこうした交流をする人に出会っています。そのため「あなた、すごいね」なんてほめられると、つい敬遠してしまい、素直にメッセージを受け取ることができなくなっているということがあります。

なので「ほめる」のは単独で行いましょう。ほめたついでに「頼み事」をするのは、「ほめた」ことが帳消しに（ホントはほめていても）なってしまうのでさけましょう。

Ｉメッセージを身につける２つのコツ

▌１つ目のコツ

> ✦言葉を発する前にYOUメッセージをＩメッセージに変換しましょう。
> ✦YOUメッセージを使ってしまったとしても、"もっとよい言い方はなかったかな?"と自問自答し、Ｉメッセージに変換するクセをつけましょう（特に目上の人には重要です）。

Ｉメッセージは「私は〜＋気持ち」です。自問自答するたび、一日に何度も自分の気持ちと向き合うので、自分を知るよい機会にもなります（人は意外に自分の気持ちがわからないものなので）。

▌２つ目のコツ

> ✦ほかの人のステキな言い方を取り入れましょう。

"この人の言い方（Ｉメッセージ）いいな♪"と思ったものをマネしてみましょう。専用ノートを作り、１つずつメッセージのストックを増やしていくようにします。この地道な努力の先にコミュニケーションの達人の道が開かれると知りましょう。「千里の道も一歩から」なのです。

"わかる"と"できる"は雲泥の差。まずはやってみることが大切です。

Ｉメッセージの進化形、WEメッセージという魔法

自分が言われているとイメージしながら読んでみてください。

> Ｉメッセージ「私はあなたの笑顔にいやされます」
> WEメッセージ「クラスのみんなが、あなたの笑顔にいやされています」

主語の「私は〜」を「私たち（クラスのみんな）は〜」にすると、さらにグッと心に響きませんか？ これはＩメッセージの

進化形、WEメッセージです。たとえば、実習で病状がよくなった患者さんに「家族の皆さんも喜ばれていましたよ」と伝える、これもWEメッセージです。皆さんは白衣の天使を目指す人たちですから、最上級の声かけで、相手に気持ちを伝えて、もっともっと患者さんやご家族と信頼関係を深めてほしいと私は願っています。

「全国の先輩看護師が皆さんを応援していますよ!」

——これもWEメッセージですね。

気持ちを伝える3つのメッセージ

YOUメッセージ：「あなた」が主語の
メッセージ
Ｉメッセージ：「私」が主語のメッセージ
WEメッセージ：「私たち」が主語のメ
ッセージ

▌YOUメッセージはできるだけ避けましょう

・相手は決めつけられたと感じます。

・評価されている感じを与えてしまいます。

・下心があると敬遠されることがあります。

▌"YOU"を"Ｉ"に変換しましょう

・公式「私は〜＋気持ち」：言葉にする
前に、この公式を思い浮かべましょう。

・YOUメッセージを出してしまっても、
どう言えばよかったのかを振り返って考
えましょう。

▌"Ｉ"ができたら"WE"！
WEメッセージにチャレンジ

・Ｉメッセージを進化させたWEメッセー
ジは、さらに相手の心に響きます。

・Ｉで伝える前に「これはWEメッセージ
にできないかな？」と、常に最上級の伝
え方ができないかを考えてみましょう。

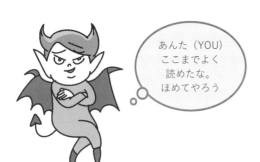

あんた（YOU）
ここまでよく
読めたな。
ほめてやろう

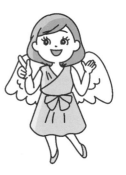

自分の気持ちを
うまく伝えて
たくさんの人を
癒しましょうね！

実習で困った！こんなときどうする？
各病棟で実習指導者や看護師の指導が違うときの対応法

対自分（セルフコミュニケーション）｜自分を表現する

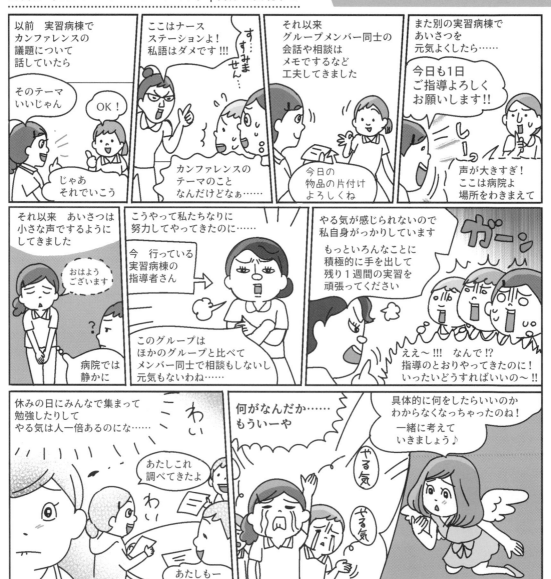

今回の学生：実習中の看護学生のユカリ。実習指導者に「元気がない」と指摘されてしまったが……。

みなっちから学生へワンポイントレッスン

ここでは、実習指導者の言葉の真意を客観的に振り返り、どう行動したらいいのかを考えます。

なかには叱られたことにショックを受けて「指導の言葉が頭の中でただグルグルと回っているだけ」というような学生もいます。これでは、せっかくの実習がつらいだけの体験になってしまいますね。まずは、看護師から指導された言葉を書き出して、ちょっとあいまいな言葉にアンダーラインを引きましょう。そして、実習要項と指導者の言葉を照らし合わせて「指導者さんは自分に何を学ばせたいんだろう？」と考え、具体的な行動を導き出します。次に、指導者に対する具体的な行動や表現の仕方をワークシートに記入することで、相手に伝わる表現の仕方を練習しましょう。また、ワークシートに整理することは、「各病棟で指導者の指導が違って困る！」だけでなく、看護師としてのどんな資質を育てようとしてくれているのかという「**指導者の真意**」を受け取り成長することができるようになる方法です。指導のすべては患者さんにいい看護ができるようになるためのものであり、指導者はそのサポートをしてくれているありがたい存在なのだという見方ができるようになります。

 ## ここで学べる重要キーワードと基本スキル

指導者は自分たちに「いったい何を学ばせたいんだろう？」「それは具体的に何をどうすることなんだろう？」「そうすることでだれがどんなふうになるんだろう？」といった場面が登場しますが、これらの質問は「**オープンクエスチョン（開かれた質問）**」といいます。オープンクエスチョンとは、YESやNOで答えることができない質問のことです。いろんな角度から深く考えることで、私たちの「考える力」は進化します。社会人基礎力の「考え抜く力」（64ページ参照）が養われる瞬間です。また、指導者は何を学ばせたいのかと考えることは、「**ポジションチェンジ**」というコーチングのスキルでもあります。よく「相手の立場に立つ」と簡単に表現しますが、実際は相手の目線でものごとを考えるということはかなり難しいものです。ここでは、指導者の目線で質問に答えるという方法を使って、相手の立場に立つということを学んでいきます。また、登場するワークシートに「やる気を質問の多さで表現する」「返事をするときはうなずく」と記入することで、実際の言動で表現を工夫することの大切さが学べます。

臨地実習が始まってしばらくすると、「あの病棟の看護師さんは超やさしいよ♪」「○階の指導者さんはマジで怖いよ」と、いろんなウワサが飛び交います。指導を受けて、あわてて「はい！」と返事はしたものの、いったい何をどうしたらいいのかわからない……そんなこともよくありますね。

そこで今回は、指導されたことを具体的な行動につなげるスキルを伝授します。

次のことを考え、自分たちなりの答えを出してみて

指導者さんは自分たちに、
- 「いったい何を学ばせたいんだろう？」
- 「それは具体的に何をどうすることなんだろう？」
- 「そうすることで、だれがどんなふうになるんだろう？」

まずは、指導者さんは自分たちに「**いったい何を学ばせたいんだろう？**」「**それは具体的に何をどうすることなんだろう？**」を考えてみましょう！

STEP 1：指導された言葉を思い出して、書き出す

〈指導された言葉〉
「このグループは、ほかのグループと比べてメンバー同士で相談もしないし、元気もない。やる気が感じられないので私自身がっかりしています。もっといろんなことに積極的に手を出して、残り1週間の実習を頑張ってください」

STEP 2：どう行動したらいいのかわからない言葉にアンダーラインを引く

〈指導された言葉〉
「このグループは、ほかのグループと比べて①メンバー同士で相談もしないし、②元気もない。③やる気が感じられないので私自身がっかりしています。④もっといろんなことに⑤積極的に手を出して、残り1週間の実習を⑥頑張ってください」

上のように、合計6か所にアンダーラインが引けました。皆さん、もうおわかりですね。ユカリさんが何をどうしたらいいのかわからなくなった原因は、指導者の言葉がちょっとあいまいだったからなのです。私が教員として実習の引率をしていた頃は、よくカンファレンスの後で"指導者に言われた言葉の意味"を学生といっしょに確認するようにしていました。

でも、皆さんが指導を受けている最中に、「すみません、やる気があるってどんな状態のことをいうんですか？」と質問するのも、あまり印象がよくないですよね。また、指

導者は皆さんにあえて"考えてほしい"という気持ちもあり、あいまいな言い方をしたのかもしれません。それらの思いを受け止めて「考えてみる」ことにしましょう。

STEP 3：指導者の言葉が意味することを考える

"指導者の言葉が意味すること"を深く考えてみましょう。すると、「いったい何を学ばせたいんだろう？」の疑問が解けると思います。そして次に「それは具体的に何をどうすることなんだろう？」と考え、具体的な行動を導き出します。

"学ばせたいことは何か？"を考えるとき、一番参考になるのは何と「実習要項」！

実習では、"実習目標をクリアさせよう"と、指導教員も指導者も皆さんにかかわっています。すなわち、実習の悩みは実習要項を熟読することで解決することが多いのです。実習の目標や学ぶべき項目をもう一度見てみましょう。"指導者さんは、どんなことを自分たち看護学生に学ばせたいと思っているんだろう？"と考えながらもう1回実習要項を眺めてみれば、きっとヒントがみつかりますよ。

①～⑥の指導者の言葉を分析してみると……

①メンバー同士で相談もしない

以前、別の指導者から受けた指導によって、相談を筆談でするようにしていることを正直に伝えるというのも一つの方法です。

②元気もない

これに関してユカリさんは、「あいさつの声が小さいからだ」と思っているようですが、実際は違うかもしれません。指導者は、皆さんに「笑顔がないこと」「表情が暗いこと」といったことに気づいてもらいたいのかもしれません。看護師はサービス業ですから、緊張のなかにも明朗さが求められます。これは、指導者に確かめてみるのが一番早いでしょう。

③やる気が感じられない

これに関しては、ユカリさんのグループの自主的な勉強会の成果をカンファレンスで発表するというのもよいのではないでしょうか。さわやかに、そして図々しく自分をアピール！ この姿勢が実習場では必要なのです！

④もっといろんなことに、⑤積極的に手を出して

このように、「積極的に手を出して」と言う指導者はけっこう多くいます。そんな指導者側の思いを聴いてみると、「学生のうちにこの病棟でしか見られない処置や検査をぜひ見学してもらいたい！」と熱い思いをもっている方がほとんど。また、「患者さんの回診介助を1度見学したら、"次は介助させてください"と自分から次の段階へアピールするべき。自分はそうしてきた」と言う年配の指導者もいました。

以前の看護教育は「身体で覚えろ」という"職人気質の教育スタイル"でした。しかし現代の実習では、看護技術について"学生は何をどこまで経験するか"が細かく設定されるようになりました。学生側も"実習で何をどこまで習得するのか"をしっか

りと頭に入れておくことが大切でしょう。それが頭に入っていれば、「この検査を見学させてください」というように積極的に行動しやすくなりますね。

▌⑥頑張って

これは、"自分で調べればわかることを調べもしないで質問してくる""指導したことに関して調べ学習しきれていない"など、学ぶ姿勢や態度が足りていないときに言われることが多いようです。

これらをまとめると、次の 表 のようになります。

指導されたことと実習要項を照らし合わせながら、指導者は何を学ばせようとしてくれているのかをつかんでいきましょう！

表	指導者は具体的に何をどうしてほしいと思っているんだろう？	

指導者の言葉	この言葉から何を学ばせようとしてくれているのかな？	具体的な行動につなげよう！
❶メンバー同士で相談もしない	協調性・チームワーク	例）カンファレンスの内容を報告する　グループメンバーに指導されたことは、他のメンバーに必ず伝達する
❷元気もない	積極性・明朗さ	例）返事や反応を確実に相手に届ける　表情の管理に気をつけ笑顔でいる
❸やる気が感じられない	自発性・自主性	例）「調べてきます」などと自分から言ってみる　自主学習ノートやレポートを指導者に提出する
❹もっといろんなことに	探究心・研究心	例）検査などを見学させていただいたら、次の日にレポートを提出する　ケースカンファレンスのテーマと提案する
❺積極的に手を出して	積極性・自主性	例）「～させてもらえませんか？」と言う　勉強するとよいポイントを教えていただく
❻頑張って	自制心・自立・努力	例）他のメンバーの症例の勉強をする　疾患についての説明をする

指導者さんは自分たちに「いったい何を学ばせたいんだろう？」「それは具体的に何をどうすることなんだろう？」の答えが出たら、次に「そうすることで、だれがどんなふうになるんだろう？」を考えてみましょう！

STEP 4：具体的な行動をすることでだれがどんなふうになるのか考える

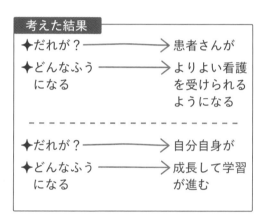

```
考えた結果
◆だれが？ ────────→ 患者さんが
◆どんなふう ──────→ よりよい看護
　になる　　　　　　　を受けられる
　　　　　　　　　　　ようになる
- - - - - - - - - - - - - - - - - - - -
◆だれが？ ────────→ 自分自身が
◆どんなふう ──────→ 成長して学習
　になる　　　　　　　が進む
```

長い実習期間のなかで、時に自分たちの頑張りを指導者にわかってもらえず、やる気を失ってしまうこともあるでしょう。そんなとき、この「考えた結果」を思い出してみてください。皆さんが指導者さんとのかかわりのなかで抱く悩みをズバッと解決してくれるはずです。

そもそも皆さんがなぜ実習しているのかといえば、“患者さんによりよい看護ができるようになるため”ではありませんか？ 長期にわたる実習では、指導者や教員の指導がよく理解できず、悩むこともあるかもしれません。でも、“すべては患者さんによい看護ができるように用意された舞台だ！”と思えば、さらりと乗り越えていけるものです。

最後に問題です

ユカリさんの実習グループから「じゃあ、今までの努力は全部ムダってことだよね？」「指導者さんによってみんな言うことが違うから、どうせ頑張ってもムダだよ」などという意見が出たそうです。これは、だれからの評価を期待しての言葉でしょうか？

そう、指導者や教員ですよね。「だって、実習の評価は指導者や教員が出すんだから、当たり前じゃないですか!?」と、そんな声も聞こえてきそうです。でも皆さん、ここが一番のポイントですが、皆さんを最終的に評価するのは“患者さん”なのです。指導者でも教員でもありません。これを忘れないでください。「真の評価者は患者さんなんだ。その患者さんによい看護ができるようになればいいんだ！」と、前向きに未来のゴールを思い描きながら進むことが、厳しい指導を受けても悩みをつくらないコツなのです！

あまり実習評価にこだわりすぎないことも大事です。指導者も教員も人間ですから、カンペキではありません。矛盾した言動も

たくさんあるでしょう。あまりにもそれについて悩み過ぎないということも大切なのです。

たとえ実習の評価が悪くても、患者さんから「あなたはいい看護師さんになれるよ。頑張って！」と言ってもらえるようなかかわりができたら、その実習は100点以上の価値があると自分で認めていいのです（皆さんの対象はあくまでも患者さんなのですから）。「すごいなぁ」と尊敬する指導者や教員もいれば、「この人は尊敬できない」という人もいる——どうしても理不尽なことに出合ったら、こんなふうに割り切って前進しましょう。

指導者や教員は、向こう岸に渡ろうとしている皆さんを船に乗せて運ぶ船頭さん、つまり皆さんのサポート役なのです。皆さんを安全に岸に渡したいと思ってはいるものの、荒波にのまれたりしながらやっとの思いで船の舵取りをしている人だっている——そんなふうに考えてみてください。

「つらいなあ」と思う指導内容もぜ〜んぶ、皆さんがよい看護師さんになるための演出なのですから。

優しい対応（非指示的）と厳しい対応（指示的）はどっちがためになる？

実習指導者のAさんは、優しく穏やかな対応で患者さんやスタッフにも好かれています。でも、学生や患者さんのために決断をしなければならないときは、ちょっぴり「頼りないな」と周りに感じさせてしまうことも……。

ここでは、「優しい対応」と「厳しい対応」とは何かと、その違い、そしてそれらがどんな場面に適するのかを考えてみることにしましょう。

表1 をみてください。患者満足度アンケートなどでもよく、満足の理由として、「スタッフが優しいから」という答えが上位にきます。「優しい対応」のことは非指示的、「厳しい対応」のことは指示的といえます。

非指示的な対応（優しい）とは、穏やかにゆっくりと耳元で話しかけたり、優しいまなざしと言葉で人をはげましたり、勇気づけたりする言動のことをいいます。

一般的に人は相手に「優しさ」を求めるものですが、逆に人からビシッと言ってもらいたいというときもあります。人に選択肢を示して選んでもらう必要があるときなどはハキハキと短時間で「指示的」に、それ以外は「非指示的」にと、こんなふうに状況に応じてそれぞれの対応は役に立ちます。

皆さんの話を聞いてくれるときは非指示的に、指導をするときは指示的にという実習指導者がかかわりやすいと感じるのではないでしょうか。

たとえば、皆さんが実習時にインシデントを起こしそうになったとします。そんなとき、実習指導者が「インシデントは起こるものだから仕方ないよね」と傾聴モードでいたり、患者さんの急変を知らせたとき、穏やかに「そっか、患者さんが嘔吐しているんだね。しっかり報告できてえらいね。これから一緒に処置をしようか」とのんび

表1 非指示的（優しい）対応と指示的（厳しい）対応

非指示的（優しい）対応	指示的（厳しい）対応
提示する……横から	指示・命令する……上から
静かに穏やかに話す	大きい声でハキハキ話す
ゆっくりでワン（1つの）メッセージ	早口で情報量が多い
語尾はあいまいなこともある	語尾が強い、言い切る
相手の決定を待つ	決定を促進する
励ます、ねぎらう、勇気づける	より多く介入し、行動をとらせる
ペーシング、うなずく、相手の言葉を繰り返す	あえてノーペーシングのこともある
穏やかな表情、ほほ笑みがある	笑顔はなく、クール
まなざしが優しい	目力が強い
十分な時間を与える、時に待つ	スピーディー、時に急がせる
ボディランゲージは小さく自然	ボディランゲージが大きい
リアクションは小さめ	リアクションが大きい
選択肢を多く示して、相手の決定を尊重する	答えを与える、選択肢をしぼる
ナチュラル、穏やか	エネルギッシュ
プレッシャーを緩和する	プレッシャーを与える
プロセスを意識し、大切にさせる	結果やゴールを意識させる

表2 非指示的（優しい）対応・指示的（厳しい）対応が役立つ状況の例

非指示的（優しい）対応	指示的（厳しい）対応
比較的、納期や期限にゆとりがあるとき	期限が決まっているとき
成長しているとき	行動させる、達成させる必要があるとき
創造的な仕事をやってもらうとき	コンテンツが使えないとき
初めての作業、情報が欠けているとき	教えた、決まっていることをやるとき
平穏期、安定期	緊急度が高いとき（災害時、危機）

りしていたら……？ 不安になったり、もっとビシッとしてほしいと思いませんか？ 指示的・非指示的な対応は、それぞれにふさわしい場面があります（表2）。

こう考えると、「どんなときも優しいだけ

の看護師」というだけではダメだということがわかりますね。**患者さんやスタッフの状況に応じて柔軟に指示的、非指示的な言動をとれる人**のことを、「**いい看護師**」「**プロフェッショナル**」とよぶと私は

思っています。

　私はというと多くの状態は非指示的に過ごしていますが、新しいプロジェクトチームのスタート時には指示がわかりやすいように指示的にかかわるようにしています。まずは自身が今、どちらの状態でいることが多いかに意識を向けて使いわけていくことが大切だと思っています。コンサルティング先の病院でも、患者さんにも部下にも慕われている看護師さんはどちらのかかわり方もできる人が多いなと感じます。

　問題なのは、指示的なだけのタイプの人が「自分は指示的なかかわり方をしている」

と感じていなことがあることです。また、自分はちょっとキツいかなと思いながら「人は甘やかすと調子に乗るから、優しくしないほうが、本当の意味で優しいんだ」「人はほめると手を抜くから、ほめない方が伸びるんだ」などの持論が邪魔して優しい対応（非指示的に）ができないというような人もいます。

　ぜひ皆さんは、指示的なかかわりも非指示的なかかわりも、相手の状態に合わせて上手に使い分けられるようになってくださいね。

目先の苦しみだけに
とらわれてはダメよ

苦しみは自分を成長させてくれる
ステップの一つだと思えば
乗り越えられるはずよ

5

"聴き上手"から始めよう

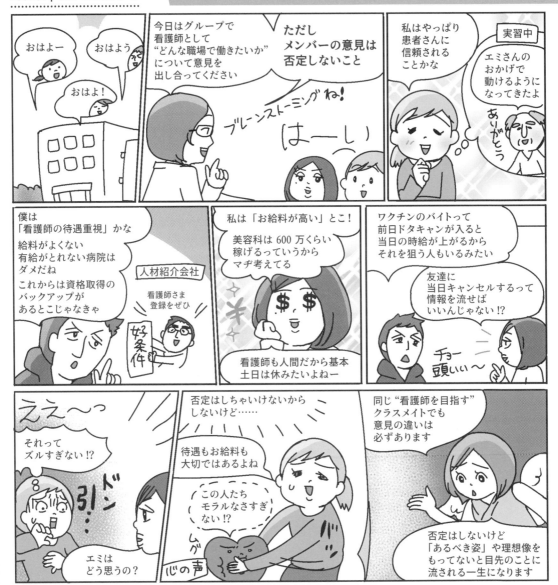

今回の学生：とびきり元気な看護学生のエミ。朝のあいさつはクラスで一番声が大きい。

みなっちから学生へワンポイントレッスン

　ここでは、相手の話を真に聴くことを学びます。コミュニケーションは「人の話を聴くことから始まる」。こんなふうに言っても過言ではありません。そのくらい「聴くこと」は大切なのですが、話し上手の人がコミュニケーションの達人だと誤解をしている人も多くいます。

　ここでは、人の話をじっくり聴くことのできることが、人から信頼されるということを理解します。でも実際は、意見が違う人の話はなかなか聴けないものだということを、マンガの主人公と友達のやりとりで学べます。ワークシートに自分の感情を記入し友達と違いを共有することで、「相手と自分の考えは違うということ」「違っていてもいいということ」を理解しましょう。そのうえで、「聴き上手になれるワザ」として**ペーシング**、**繰り返し**、**ミラーリング**のスキルを具体的に詳しく学びます。

　実際にロールプレイで「聞くこと」と「聴くこと」の違いを体験学習し理解を深め、スキルの定着を目指しましょう。

 ここで学べる重要キーワードと基本スキル

　ここでは、重要キーワードとして、**ペーシング**、**繰り返し**、**ミラーリング**といった、「聴き上手になれるワザ」、つまりカウンセリングやコーチングで活用する傾聴（けいちょう）のスキルを学びます。

　また、人の話を聴くにあたって最も大切なことは、「相手と自分の考えは違う」「違っていい」とわかることです。そのため、本文中のワークシートは文章を完成させ周囲の友達と自分の意見を共有することで、このことに気づけるような仕組みとしました。

　自分の意見を他者に開示することは**シェアリング**といいます。最近の学生さんは「シェア」することは得意ですよね。他人の意見をシェアするのではなく、ここでは自分の考えや意見をシェアすることの大切さを学びます。

相手とやり取りするコミュニケーションのなかには、言葉によるものと、表情、身振り手振りなどによるものがあります。友達や先生、患者さんや指導者と、よいやり取りができると人間関係がスムーズになります。これからの学生生活がさらに楽しく充実するように、よりよいやり取りを身につけていきましょう！

コミュニケーションに自信はありますか？

皆さんはコミュニケーションに自信がありますか？ 臨地実習が近づくと、多くの学生さんがコミュニケーションに関する不安を訴えてきます。「患者さんとうまく話せるか」「指導者さんにきちんと報告できるか……」などと、心配の種は尽きないようです。ここでは、そんな皆さんが「なあんだ。コミュニケーションってそういうことか〜！」と思えるようになるためのヒントをお伝え

します。

コミュニケーションがうまくとれるようになるには、まずは"聴き上手"になることです。話の聴き方のコツを押さえれば、相手ともっとうまくコミュニケーションをとることができるようになります。皆さんもこのLessonを読み終える頃にはきっと、家族や友達の話を聴くときに「ちょっと試してみようかな」とワクワクしてきますよ。

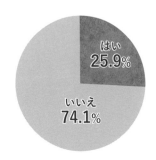

●コミュニケーションに自信はありますか？

はい 25.9%
いいえ 74.1%

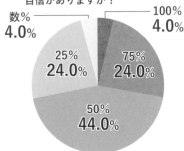

●コミュニケーションにどのくらい自信がありますか？

数% 4.0%
100% 4.0%
75% 24.0%
25% 24.0%
50% 44.0%

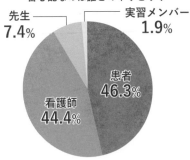

●実習中のコミュニケーションで、一番心配なのは誰とのやりとり？

先生 7.4%
実習メンバー 1.9%
患者 46.3%
看護師 44.4%

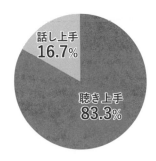

●聴き上手と話し上手、どちらが人に好かれると思いますか？

話し上手 16.7%
聴き上手 83.3%

アンケート協力：横浜中央看護専門学校(神奈川) 2023年1年生 54名

私は実習を間近にひかえた学生さんから、「いつも人前に立つと緊張して頭が真っ白になって、何を話しているのかもわからなくなります。実習で患者さんや看護師さんとうまくコミュニケーションがとれるか心配です」と、こんなふうに悩みを相談されることがよくあります。

　こうした悩みをもつ人は、"コミュニケーションは話すことが基本"と思っていることが多いのです。でも実はその逆で、人は、自分の話をよく聴いてくれる人に親しみをもつものなのです。人望の厚い人の多くは"聴き上手"。きっと皆さんが信頼している人も、じっくり話を聴いてくれる"聴き上手"さんではないでしょうか？

　極端にいえば、会話のなかで自分が全然話をしなくても、聴くことさえうまければ、最高のコミュニケーションをとることができます。コミュニケーションにおいては"話し上手"より"聴き上手"のほうがよいのです。

どうして "聴き上手" は信頼されるの？

　ではなぜ、人は自分の話をよく聴いてくれる相手を信頼するのでしょうか。理由は3つあります。

▌1つ目の理由
　話を聴いてくれるということは"あなたに関心をもっていますよ"というメッセージとなります。話を聴いてくれる相手に"大切にされているなあ"と感じ、信頼感が生まれます。

▌2つ目の理由
　じっくり話を聴いてくれる人がいると、話しながら自分の考えが整理できたり、新しいアイデアがひらめいたりして悩みが解決することもあります。話を聴いてもらったおかげで、何日もモンモンと悩み続けた問題が一瞬で解決したという経験がある人も多いのではないでしょうか。人は人のアドバイスに従うことよりも自分自身の気づきや決定に従うものなのです。

▌3つ目の理由
　気持ちを話すことで悲しみが癒されたり、うれしさが倍増することがあります。そんなとき人は、自分の気持ちを聴いてくれる人に"ありがたいなあ"と感謝の気持ちを抱くものです。感情を受け止めてもらうことは心の大きな支えになります。

　このような理由から"聴き上手"の人は相手から信頼されます。皆さん自身も、親身に話を聴いてくれる人を信頼しているのではないでしょうか？ こんなふうによいことがたくさんある"聴き上手"というあり方を、ぜひ、皆さんも目指しませんか？ Let's try♪

相手の話を聴くときに一番大切なことは、"相手と自分の考えは違っていて当然"と思うこと

図に２人以上の友達と自分の気持ちを書き込んでみましょう。Qの答えに「"無視された"と悔しくなる」と書く人もいれば、「"私に気がつかなかったのかなあ？"と落ち込む」と書く人も、はたまた「"元気ないのかな？"と相手のことが心配になって、すぐに電話する」などと書く人もいるでしょう。このように、人の答えは様々なのですが、友達が書いた答えを見る前は、みんな同じことを書いていると錯覚してもいます。自分と違う答えをみて違和感を覚えることもあるかもしれませんね。

相手と自分の考えは違います。こう言うと「そんなの当たり前でしょ」と思う人もいるでしょう。でもこの前提にたつのは、

なかなか難しいものなのです。

もし授業であいさつについて話し合うことになったとしましょう。あなたは、"あいさつは自分からすべきだ"をモットーにしているとすると、「話しかけられたくない気分の人もいるだろうから、自分はあいさつはされたら返すようにしている」という人を理解できないかもしれません。でも、その「そんなのおかしい」「理解できない」という気持ちは無意識のうちにしぐさや表情から相手に伝わります。すると相手は、あなたから否定されているように感じ、嫌な気分になります。こうなってしまうと、もはや相手と信頼関係をつくるどころではなくなってしまうのです。

図 　２人以上の友達と一緒にやってみよう♪

❶次の文章の続きを、〈感情のヒント〉を参考にして、その出来事の次に続く自分の気持ちを書いてみましょう。１人以上の友達と一緒にやってみてね♪

> Q．道で友達を見かけたので笑顔であいさつしたが、相手は黙って通りすぎていった。それを見て私は、
>
> ....
> ....
> ....
> ....
>
> 〈感情のヒント〉
>
> うれしい、楽しい、満足する、安心する、心配する、がっかりする、焦り、不安、腹を立てる、悔しい、不満、憎む、恨む、寂しい、むなしい、せつない、悲しい、残念、など

❷書き終えたら友達にどんなふうに書いたのかをインタビューしてみてください！ きっとみんなの答えはそれぞれ違うものになっているはずですよ。

人は自分と同じ考えや意見に安心感を覚えるもの。でもどんなに気が合う友達でも意見の違いはありますよね。では、自分と意見や考えの違う人の話は、いったいどんな気持ちで聴けばよいのでしょうか。

私がオススメするのは、"みんな違ってみんないい"という気持ちで聴くことです。物事をあらゆる角度から見ることで視野は広がります。意見の違いを否定せず、"こんな見方もあるんだなあ"と多くの人の気持ちを知ることを楽しみましょう。

今日からすぐに "聴き上手" になれるワザ

ペーシングのスキル

相手と呼吸を合わせましょう

誰かと言い争っているとき、呼吸が荒くなっていることはありませんか? 人は興奮すると呼吸が浅く速くなります。怒りや不安を感じているときも呼吸に変化が現れます。

話を聴くときには、相手と呼吸を合わせるようにしましょう。相手と同じ呼吸をしていると、だんだん同じような気分になってきます。そして相手の気持ちが自分の中にスッと入ってくるような感覚になれます。"相手の呼吸が速くなってきたな。今、不安なのかな"と感じたら、「ちょっと深呼吸をしてみましょうか」と相手が落ち着けるように配慮してみるのもいいですね。

相手と表情を合わせましょう

あなたは "人前では笑顔でいなければ" "落ち込んでいる人がいたら励まさなければ" と思っていませんか? でも、悲しい表情の人に笑顔で「元気出しましょう!」と肩をバンッなんてたたいてしまうと、相手は悲しんでいる最中なので、こちらとペースが合わずにギャップが生まれてしまいます(この人は自分の気持ちをわかってくれてないとこちらを不信に感じてしまうのです)。

"聴き上手" になるには、相手の表情にこちらが合わせることがとても大切です。相手がうれしそうな表情のときは笑顔で、悲しい表情のときは悲しい顔で接することが信頼関係を深めます。また、相手が急いでいるときは、こちらも早口で対応したりと、相手の口調やペースに合わせることも重要です。

繰り返しのスキル

相手の言葉のポイントや言葉にできない感情をそのまま繰り返し(反映)ましょう

私が不覚にも過労で入院したときのこと……自分の身体のことより家に残してきた幼いわが子のことが気がかりでしかたありませんでした。ベッドから抜け出して自宅に電話をかけに行く私に、看護師さんたちは「横になってないと、ますます家に帰るのが延びてしまいますよ」と心配してくれました。でもそのときの私は "この看護師さんは、私の気持ちをわかってくれない" と悲しみに暮れるばかりでした。そんな

か、ある一人の看護師さんは私の訴えを聴き、「お子さんが気がかりでしかたないんですね。声を聴いて安心してくださいね」と言ってくれたのです。"この人は私のことをわかってくれている！"と、感動しました。

今思うと、その看護師さんは私の心の声つまり感情を言葉にして言ってくれたのでした。人は必ずしも感情の言葉を発するわけではありませんが、「こう思っているだろう」と相手の気持ちを汲んだ言葉をかけると、相手と信頼関係が深まることがあります。これを感情の反映（繰り返し）とよびます。相手の言葉を繰り返すことを「オウム返し」といいましたね。どちらも相手と深い関係をつくるための聞き方のスキルです。

ミラーリングのスキル

相手と動作やしぐさを合わせましょう

人は話すとき、身ぶり手ぶりを使って伝えようとすることがあります。相手の身ぶり手ぶりやしぐさに少し遅れてこちらも同じ動作をしてみましょう。これは「ミラーリング」というスキルで、相手側からすると鏡を見ているように思え、信頼関係が深まってきます。相手のうなずくタイミングに合わせて自分もうなずくようにすると、さらに相手は話しやすくなります。人は「似ている人」に対して親和性を覚えるものだからです。

"聞く"と"聴く"はどう違うの？

聞く……

この漢字は門構えの中に「耳」がありますね。自分の聞きたくないことを門でシャットアウトして聞くことをいいます。たとえば、「もっと、こうすればいいんじゃない？」という人からの忠告を、受け流して取り合わないような聞き方です。

聴く……

目と耳と心で聴く聴き方です。つまり、傾聴の「聴」ですね。五感をフルに使って相手の話を聴くことをいいます。たとえば、泣きそうな顔で「大丈夫です」と遠慮している人を見たとき、皆さんはその人が本当に大丈夫だとは思いませんよね。人は、本心ではないことを話すこともあります。そんなときは、自分の目で相手の表情やしぐさ、態度を観察し、耳で声の調子や抑揚を聴き取り、その人の本音を心で感じ取るようにしましょう。「大丈夫です」とは言っているけど、本当はつらいんじゃないのかな"と気持ちを察すること。これが、"聴く"です。

"聴く"ことが上手にできるようになると、"話す"ことも簡単にできるようになります。だって、"話す"ことは相手のことをよく知り、相手が聞きたいであろうことや求めていることを、タイミングよく伝えるだけなのですから。まずは、じっくりと相手の話を聴いて相手のことを深く理解し、求めていることは何かを知ることが、コミュニケーションでは一番大切なのです。「聴き上手」がなぜ相手に好かれるのかが、理解できたのではないでしょうか。

意見が異なる人との話し方、聴き方

マンガの事例では、エミさんは「この人たちモラルなさすぎない!?」と思いつつも否定の言葉は口にせず、「待遇もお給料も大切ではあるよね」といい所を見つけて返すオトナな発言をしていました。

きちんと意見が異なる人との話し方、聴き方ができています。

では、もしあなたが「意見が異なる人」と出合ったら、どうしたらいいでしょうか。一緒に考えていきましょう。

「マスクをして手洗いもした。

それでも新型コロナ感染症にかかったんだから、マスクも手洗いも意味がない」

こんなふうに言う人が目の前にいたら、皆さんはどう答えるでしょうか。まずはこのセリフを聞いてどんなふうに感じるか、自分の感情をとらえて向き合うことが、良いコミュニケーションの第一歩となります。

「マスクも手洗いも意味がない」この言い分を聞いてイラっとする学生さんは多いと思います。それは、学校や実習先の病院で、感染症に罹患して重篤になった患者さんのケアや話しを聞いたりしているうちに、

❶**「感染症を蔓延させないように、慎重に行動すべきだ」**

❷**「新型コロナ感染症にかかったとしても、予防行動はとるべきだ」**

という考えが強くなっているためだと思います。

また、看護師や医療者にこうした確固たる考えがあるからこそ、患者さんやご家族を守ることができているともいえますね。

しかし、この「〜すべき」の考えが強くなると、感情が引き起こされ「イラッと」が頻繁に起こることも確かです。

こんなときは、「自分は今、この人の"マスクや手洗いは意味がない"発言に対してイラっとしてる。腹が立ってきたぞ」と、自分の感情をモニターしておく（俯瞰して見る）ことが重要です。こうすることで、**「自分の考えと感情の状態」**と**「相手の考えと感情の状態」**の境界線を常にひいておくことができます。この境界線があいまいだったり、そもそも境界線を意識していなかったりというときに、相手とコミュニケーションがうまくいかなくなるのです。

たとえば、あなたが「今日はお寿司、食べたいなあ」と思ったとします。そこへ「寿司が食べたいなんて、思っちゃいけませんよ」と言う人が現れたら頭にきますよね。そんなこと他人からとやかく言われる筋合いじゃないからです。

本来、我々は自由にものを考えたり思ったりしてよいわけで、それを人に否定される覚えはありませんし、相手にも否定する権利はありません。相手は相手の法則で考えていいのだし、こちらもこちらで自由に考えていいわけです。

「相手は相手の考えがあり、こちらもこちらの考えがある」これが境界線で、よいコミュニケーションの前提です。

ですが、実際はどうなることが多いか考えてみると……。**「マスクをして手洗いもした。それでも新型コロナ感染症にかかったんだから、マスクも手洗いも意味がない」**と言いながら仕方なくマスクをしている人が目の前にいたとしたら、前述した医療者側の考え方が発動し、

❶「感染症を蔓延させないように、慎重に行動すべきだ」

→「新型コロナ感染症で重症になっている人がいます。重症でも、医療を受けられない人もいるんですよ。そういったことに感謝して、感染していなくても慎重に行動すべきなんです」

❷「新型コロナ感染症にかかったとしても、予防行動はとるべきだ」

→「どんな予防も100%ではないので、感染することはあります。でも、予防行動には根拠があります。新型コロナ感染症にかかったことは大変だったと思いますが、だからこそ、他の人はかからないようにと考えてあげるべきではないでしょうか」

と、なんだか説教的なコミュニケーションになってしまいがちです。

でもこれは、相手とこちらの境界線を越えたやりとりで、「お寿司が食べたいなんて、思っちゃいけませんよ」と言うのと同じです。さらに相手の持論が加わり、「せっかくお母さんが夕食をつくって待ってくれているのに、お寿司を食べて帰りたいなんて思っちゃいけませんよ」なんて言われたら、皆さん相当イラっとしますよね。これは前述した**「相手は相手の考えがあり、こちらもこちらの考えがある」**を無視して、**「あなたはこう考えるべきです。考えを改めなさい」**と言っているのですから当然です。じっくりと考えるとおかしいですよね。言論の自由は憲法で保障されているというのに……。

では、どうすればいいのでしょうか。答えは**「境界線を意識して、コミュニケーションをとるようにする」**です。

▍「認知のゆがみ」に注意せよ！

あなたは「認知のゆがみ」という言葉を聞いたことがあるでしょうか？　私はこの「認知のゆがみ」を、ある体験により、**自分自身の物事の見方がゆがんでしまった状態**と定義しています。「先入観」ともいえます。

表を参照してみてください。このような考えをする人、身近にいませんか？

この「認知のゆがみ」を元に、事例のセリフを考えてみましょう。

「マスクをして手洗いもした。それでも新型コロナ感染症にかかったんだから、マスクも手洗いも意味がない」

このセリフは「**A**だから**B**」という構造で、表「6．決めつけ」にあたります。決めつけはある種の経験に基づいて起こることが多いのですが、この場合はすごく気をつけていたのに、新型コロナ感染症にかかったという残念な気持ちがさらにこの決めつけを強化しているのかもしれません。

そんなときは、そうした心の機微（きび）を理解しながら、「相手が決めつけを手放せるようなお手伝いをさせてもらいたい」という「**心のあり方**」をもつことが大切です。

こう思っていると、自然に「マスクをして手洗いもしたけれど、新型コロナ感染症にかかってしまった。だから、マスクも手洗いも意味がないと考えていらっしゃるんですね」と相手の考えを尊重したかかわり、つまり、「境界線を意識した対応」ができるようになっていきます。相手の言動にこちらが境界線をひいて、とり込まれないようにしていると冷静な状態でいられます。すると、「マスクをして手洗いもしたけれど、新型コロナ感染症にかかってしまった。だから、マスクも手洗いも意味がない、と思

表 認知のゆがみ（思考のワク）

ゆがみの思考法	傾向	修正	思考の例	合理的反応（考え）
1. 完璧主義思考	物事を正しいか間違っているか、白か黒か、全か無か、と極端に思考する。	0か1かのような極端な考え方をやめる。二元論をやめる。	初めてグループワークで発表代表を務めたが、私の発表は全然ダメだった。この学校はレベルが低い。全然できていない。課題が最後まで終わりそうにない。もう出しても無意味だ。	クラスメイトからは「熱意のある説明がとても心に響いた」とも言われた。すべてが悪いわけでもないな。二元論はやめよう。完璧なものなんて世の中にはない。途中でも勉強になることはあるし、先生も努力だけは認めてくれるかもしれない。出さないよりいいな。
2. 過度の一般化	否定的なことが、いつも起きているかのように過度に一般化する。	「いいこと」があったことを思い出すようにする。	お母さんはいつも私を否定する。あのクラスメイトのBさんは必ず課題をを忘れる。いつも、絶対、必ず、全然〜ない、一度も〜ない。	いつも否定ばかりしているというのは大げさだ。この前はほめてくれた。回数は少ないが、忘れないときもあった。いつも、絶対、必ずではなく例外もある。極端に考えるのはよそう。
3. マイナス化思考	肯定的なことを否定する。	肯定的なことを認める。	新しい服を「似合うね」とほめられたが、「こんなの通販の安物だよ」と否定した。私は扱いやすいから、実習リーダーにされたのだろう。	ほめてくれたんだから、素直に受け取ろう。私なりのリーダーシップを期待してくれているのかも。
4. 心の読みすぎ	あの人はこのように思っているに違いないと勝手に憶測する。	相手の気持ちを自分の考えで憶測しない。	クラスメイトのCさんは会議で私の提案に多くの質問をしてきた。きっと私を嫌っているに違いない。グループメンバーは私を役に立たない人間だと思っているだろう。	よい提案と思っての質問かもしれない。勝手に憶測するのはやめよう。人の心を勝手に読むのはやめよう。
5. 先読みの誤り	心配性の人は、物事を悪い方へ悪い方へとつくり上げてしまう。	プラス思考。	私が実習リーダーになっても、きっとメンバーはまとまらないだろう。実習リーダーなんて大変なだけ。	やってみなければわからない。勝手に悪いほうへ考えるのはやめよう。未来は作っていくもの。一生懸命、頑張ろう。
6. 決めつけ	自分の気持ちと現実を、一緒のものと考える。A＝Bと根拠なく決めつける。XだからYと決めつける。	感情と現実を区別する。根拠なく決めつけない。	人は裏切ると思う。だから、信じるのは危険だ。実習メンバーは勝手。忙しい。だから人に優しくできない。時間がない。だから勉強できない。	裏切る人もいるけれど、誠実な人も多い。決めつけるのはやめよう。勝手な人は多いが、そうでない人もいる。忙しいからこそ、心をなくさないようにしていこう。勉強はいつでもどこでもできる。できることから始めよう。
7. 「〜べき」思考	こうあるべきだと自分の考えを押しつける。	〜であるに越したことはないが、そうでない時もあると柔軟に考える。	勉強させてもらっている立場なんだから、遅刻などもってのほかだ。提出物の期限は人として守るべきだ。	時間を守るのは大事なことだ。でも、いろんな事情で遅れてしまうこともある。限定してイライラするのはやめよう。
8. レッテル貼り	自分や他の人の失敗があると、レッテルを貼って見てしまう。	レッテルを剥がす。	あのクラスメイトのDさんは以前、インシデントを起こしたことがある。今回の失敗もあの子がかかわっているに違いない。	以前失敗したことがあるからといって、今回もそうだとは限らない。レッテルを貼って人を見るのはやめよう。
9. 個人化	すべてを自分の責任だと考えてしまう。	原因を冷静に分析してみる。	こうなったのはすべて私が悪いのだ。グループメンバーがやる気を無くしたのは、自分が意見を求めたせいだ。	他の人の要因や環境要因をも考えてみる。自分のせいだけで起こったわけではない。自分を責めすぎないようにしよう。

う一方で、今日はしっかりとマスクをしていらっしゃいますよね。よければその理由も教えてくださいますか」と、相手の表出している「**考えを改めたい気持ち**」を引き出すコミュニケーションをとることが可能になってきます。

相手：「マスクしてないと周りがうるさいし、まあ、予防効果もゼロではないのかな、とも思うので……」

あなた：「予防効果もゼロではないのかな、と思っていらっしゃるんですね」

相手：「まあ、しないよりはマシかな、って」

あなた：「しないよりはマシかな、と思ってもいらっしゃるんですね」

〜自分の言動の矛盾（言行不一致）に気づき沈黙〜

あなた：「私も予防効果はゼロではないし、マスクはしている意味はあると思います。"マスクは予防効果が高い"との研究データも出ていると聞きます」

〜考えを改めたい気持ちを後押しする〜

相手：「まあ、マスクをしている意味がないこともないのかも、とは思いますけど……」〜マスクをして帰る〜

➡ 予防行動につながった

このように、境界線（相手の考えを否定せず尊重する）を意識したコミュニケーションをとることで、相手の「自分の考えを変えたい」という気持ちを膨らまし、予防行動にリードすることができるようになります。力ずくで考えを変えさせようとしなくても、納得すれば相手は変わります。

このようなコミュニケーションがとれたなら、相手は「マスクをして手洗いもした。でもコロナになったからマスクも手洗いも意味がない」とは言わなくなります。「意味がない」という表現をする人は逆に、「意味がある」と思えれば言動を180度変える可能性が高い人達でもあるのです。

前述の❶❷のセリフは、表「7.〜べき思考」です。これら2つの考えはとても模範的ではありますが、やはり自分側の「考え」です。相手に提示するときには、境界線を意識してエレガントに「あくまでも、これは私の考えなんですけども」と前置きすれば、相手はとても受け入れやすくなります。逆に、人は考えを押しつけられていると感じると抵抗したくなるものです。イソップ物語の『北風と太陽』でも、旅人のマントを脱がせることができたのはサンサンと光を降り注いだ太陽の方でしたよね。

クラスメイトや患者さんなどの行動変容を促したいときは、北風ではなく太陽でありたいものです。

> # 意見を受け入れる ➡ 自身の意見を変える ということではない！

マンガの事例で、エミさんがクラスメイトの「看護師の待遇重視」または「お給料が高い」職場で働きたいという意見を受け入れ、否定をせず尊重したことは"聴き上手"の一歩でした。ですが、その意見を聴いたからといって、「私も看護師の待遇やお給料が高い職場で働くべき」とまで自分の意見を変える必要はありません。

皆さんは自分の「あるべき姿」や「理想像」をもって看護師を目指していますか？ エミさんは実習時の体験から「患者さんに信頼される」職場で働きたいと考えています。このように「あるべき姿」や「理想像を」もっていないと、目先のことに流される一生になってしまいます。

「看護師さま」ではなく「選ばれる看護師」になろう

以前、新型コロナウイルスのワクチン接種アルバイトの時給が4000円という募集広告を見かけました。潜在看護師代表の私でも一瞬「復帰しようかな？」なんて思うほど、魅力的な金額です（笑）。でも、これは看護師という資格に対して与えられた報酬（ほうしゅう）です。4000円の時給を自分の価値と勘違いすると、往々にして「看護師さま」になってしまいます。

でも、これって逆にいえば、「看護師の資格をもっているなら誰でもいいですよ」ということでもあります。どんなにいい診療をしようが、どんなによい看護観をもっていようが、そんなことはいいので「看護師免許のコピーください」っていうことです。個性なんかは関係なく「誰でもいいですよ」なんですから、ちょっと寂しいですよね。

看護師資格があるなら誰でもいいという位置から「こんな看護をするあなただから、ぜひお願いしたい」となれば、それは「自分の価値が認められた」ということに値します。自分の価値を高めたいなら、本当は資格ありきではなく、「○○さんにお願いしたい」と自分の名前で仕事を依頼されることを目指すべきなのです。

▌求人オファーが多い

私はいろんな病院の外部コンサルタントとして、時には看護師さんに異動や降格（こうかく）などを告げる役割を担うこともあります。自分本位な仕事ぶりだったり、接遇（せつぐう）（マナー）が悪くクレームが多すぎたり、スタッフ間の人間関係をかき乱したり、よくない行動を改善させるための面談をしようとすると、それを察知して「私、もう辞めるんで、面談は結構です」という人も出てきます。

こういう人は、他の病院でもさまざまなよくない評判を残していることが多く、何か言われそうになるとその前に逃げて退職してしまうので、全く成長ができません。看護師不足の世の中では看護師は引く手あまたですから、そんな人でも人材紹介会社に登録すれば、すぐに就職先が見つかります。「ちょっとは、自分にも悪い所があったのかな？」と思っても、すぐに転職先の病院で忙しい日常が訪れ、自分の課題に向き合うことなく転職を繰り返すジプシー看護師となっていきます。「すぐに就職先が見つかる看護師である自分は"価値が高い"」と錯覚（さっかく）してしまい、次第に傲慢（ごうまん）になる人が、いわゆる「看護師さま」となっていきます。

皆さんは、しっかり「あるべき姿」や「理想像」をもって看護師を目指してくださいね。実習先や就職先などで、"ロールモデル"となる憧れの看護師を見つけるのもおススメです。

皆さんは、自分の看護師像を確立して、いい看護師になってくださいね！

6 患者さんの気持ちを感じとる方法

対他者｜相手を理解する

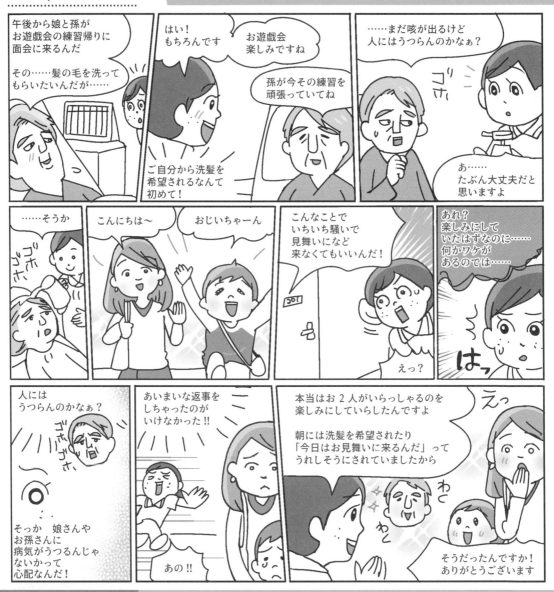

今回の学生：実習中の看護学生。肺炎で入院した患者さんを受け持っている。

みなっちから学生へワンポイントレッスン

　ここでは、「ふだんは優しい患者さんが、お見舞いにきた家族へなぜか厳しい言葉を浴びせた」というマンガのワンシーンをとおして、患者さんの本心を察していくプロセスを学びます。

　ふだんの患者さんの言動と、家族へ厳しい言葉を浴びせた場面の言動を書き出して、両者の違いを比較しましょう。そのうえで起こる違和感の原因を考えていくと、「もしかして！」というヒラメキが起こります。ヒラメキというのは、つまりカン（勘）のことです。カンが鋭くなるには観察力が磨かれていなければな

りません。それには患者さんとたくさんかかわり、様々なことを観察、情報収集しておくことが大事です。ふだんの患者さんの様子や患者さんが大切に思っていることを把握していると、いつもの患者さんの様子との微妙な変化や言動と本心との不一致に、「おやっ？」と気づくことができます。つまり、相手の本心を察することができるようになるには、ふだんのコミュニケーションのあり方が大切だということですね。ここではマンガをとおしてこれらの重要性を学びます。

 ## ここで学べる重要キーワードと基本スキル

　ここでは、重要キーワードの**言語的コミュニケーション、非言語的コミュニケーション、自己一致の実際**について、マンガと解説によって学びます。

　また、賛否両論あるメールやSNSコミュニケーションですが、今の時代には欠かせないものになったことは事実です。ここでは、SNSだって立派なコミュニケーションスキルととらえ、「顔文字」や「ス

タンプ」の送受信時にそれに表わされた感情や気持ちを頭の中で言語化して捉えよう（こうしないと感情を言語化する能力が退化していくからです）と、意識することをおススメします。

　また、**言語表現と非言語表現の一致**を身近なテレビの事例から学び、日常生活のなかで言語と本心の不一致を理解する姿勢と方法も学びます。

"言いたいことがあるけど言えない""気の進まない誘いをまた断れなかった……"。皆さんは、人に気を遣いすぎて、自分の本音が言えないということはありませんか？こんなとき、本当の気持ちを察してくれる人がそばにいると救われますよね。皆さんも、周囲の人の言葉にできない気持ちや本音を察することのできる、思いやりあふれるコミュニケーションがとれる人を目指しましょう！

相手の本心を察するプロセス

52ページのマンガから質問です！
患者さんはどうして娘さんとお孫さんに厳しい態度で接したのでしょうか？

> **場面**
>
> 娘と孫が面会に来る前
> ・看護学生に洗髪を頼む
> ・カレンダーに赤丸を付けている
> ・「孫が今、お遊戯会の練習を頑張っている」
> ・娘と孫が着く時間を気にしている
>
> ↕
>
> 面会中（娘と孫を前にして）
> 「こんなことでいちいち騒いで見舞いになど来なくてもいいんだ」

┃プロセス①

上の場面を見てください。娘さんとお孫さんが面会に来る前の言動と面会中に発した言葉を比べると、違和感がありますよね。カレンダーのお遊戯会の日に赤丸を付けていることや、「孫が今、その練習に頑張っていてね」などの言葉からお孫さんのことをとてもかわいがっていることがわかります。

┃プロセス②

このような言動からすると、「いちいち騒いで見舞いになど来なくてもいいんだ」という言葉は不自然に感じられますね。

┃プロセス③

ここで、"ムムッ？ 何かワケがあるんじゃないかな？"とカンをはたらかせてみてください。

┃プロセス④

そして患者さんの「まだ咳が出るけど人にはうつらないのかな？」という質問の意図を改めて振り返ってみると、"そっか、娘さんやお孫さんに病気がうつるのではないかと心配なんだ！"と、患者さんの本心を察することができると思います。

相手の本心を察するには、ふだんの言動と、現在の言葉との不一致に気づくこと

人は相手を気遣うあまり、言葉と気持ちが裏腹（うらはら）になってしまうことがあるのです。特に患者さんは病気をもっていることからふだんより悲観的になりやすく、物事を悪いほう悪いほうに考えてしまう傾向が

でてきたりします。娘さんとお孫さんに会うのが本当はすごくうれしいのに、大切な家族だからこそ "もし、病気がうつってしまったら……" とこのときの患者さんは心配になってしまったのでしょう。患者さんの怒鳴り声には、"見舞いに来てくれてあり

がとう。でも病気がうつって、楽しみにしているお遊戯会に参加できなくなったらかわいそうだから早く帰りなさい" という本心が隠されているのだと思います。正直に言うことができれば一番いいのでしょうが、照れくさくて言えなかったのでしょうね。

カンを磨く＝ふだんの様子を知る

　カンを鋭くするためには、ふだんからのコミュニケーションが欠かせませんと前述しました。

　マンガの場面の学生は、患者さんのふだんの様子を知っています。カレンダーの赤丸の理由、お孫さんを思う気持ちなどです。だから、患者さんがお孫さんに対して厳しい言葉を発したときに "あれ？ ふだんと違うなあ" と気づくことができたのだといえます。

　対象と活発にコミュニケーションをとっていると、相手に対する情報量が多くなるので、ふだんとの比較ができるようになります。いつもより表情が暗い、口調が違う、

声のトーンが低いなど……言葉以外の微妙な変化にも気づくことができます。すると、次第に患者さんの本心にも気づけるようになってくるのです。

　これは、患者さんに対してだけではなく家族や友達に対しても同じです。相手はどんなことに関心があり、どんなことを大切にして生きているのか、表情や声の抑揚やトーンはどうか……ふだんの相手の様子をよく知っておくことが重要です。それらの情報があるからこそ、"今相手が言っていること" と "ふだんの言動" とのギャップに気づき、声にならない相手の本心を察することができるようになるのですから。

相手に気持ちを伝える方法

■SNSやメールに記号やスタンプを使うのはどうして？

皆さんがSNSやメールで、記号・スタン

プ顔文字・絵文字を使うのは、顔が見えない相手に自分の感情を一瞬で伝えたいため、ではありませんか？

　たとえばあなたが友達に映画に誘われたとします。でもその日は用があって行けません。「その日は行けないな」と書くだけより、

その日は行けないんだ

……のほうが、"行きたいのに行けない"というがっかりした気持ちが伝わりますよね。

皆さんは、親や先生から叱られたとき、「はい」と返事をしたのに「なんだ! その言い方は」とますます怒られたという経験はありませんか? 私は子どもの頃、こんなふうに親からよく怒鳴られたものでした。その頃を振り返ってみると、「はい」と返事はしたものの、心の中では「フン、お母さんなんか、何にもわかっていないくせにさ」と葛藤(かっとう)していたように思います。おそらく、私の表情や態度から、本心が母親に伝わっていたので怒られたのでしょう。

このように、人は心の奥底にある気持ちが表情をとおして伝わることをよく知っているからこそ、メールやLINEに記号やスタンプを活用するのではないでしょうか。

SNSだって立派なコミュニケーションの機会! SNS(LINE、Instagram など)世代の皆さんはコミュニケーションの達人の素質十分なんです。

「今どきの若い人はコミュニケーションが下手(へた)」なんて言われることもありますが、私はSNS世代の皆さんに「センスいいなあ♪」といつも感心しています。相手の表情が見えないなかでもメールコミュニケーションの限界を超えようとしている頑張りが伝わってくるからです。

ならば、皆さん。毎日使うSNSでコミュニケーションのセンスを磨いてしまいましょう! これからは"もっと気持ちを伝えるには、どんな言葉やスタンプを使えばいいかなあ?"と意識してSNSを使う。より適切なスタンプを探すようにし、相手のスタンプを見てこちらは"今の相手の気持ちは○○"と、言語化するようにします(こうしないと語彙(ごい)が少なくなっていくので、スタンプが表現している気持ちを言語化するのがおススメ)。LINEも表現力を磨くトレーニングタイムへと大変身! SNSの発信・受信で、"気持ちを伝える力"が格段にアップしていくこと間違いなしです♪

"伝える力"と"察する力"は比例します。

皆さんも、毎日のSNSの送受信のひと工夫で、コミュニケーション力をアップしてみませんか?

相手の心に響く話し方

たとえば、遭難(そうなん)から奇跡の生還を果たした人や病気を克服した人の体験談をテレビで放映することがありますね。彼らの話は非常に説得力があり、心に響きます。

一方、テレビショッピングなどの商品の購入体験談はどうでしょう? なかには本当の話もあるでしょうが、棒読みでいかにもヤラセという感じがしないでしょうか。

同じ体験談でも、心に響くものとそうでないものがあるのです。この違いは一言でいえば"本当のことかどうか"。本当のことを話すとき、その人が使う言語と非言

語の表現＊はぴったりと合っています（言行一致）。→すると聞き手に気持ちがビンビン伝わります。→だから、聞き手が話し手の気持ちに共感して、その人を信用するようになるのです。

　相手とうまくコミュニケーションがとれないときは、自分の言語表現と非言語表現が合っているかどうかを振り返ってみることをおススメします。友達との約束を破ったときの「ごめんね！」、患者さんへの「おはようございます」に心がこもっていたかな？というふうに考えてみましょう。

　人は、言語と非言語表現が一致している人を信用するものです。逆にいえば、心がこもっていれば話し下手であっても深い信頼関係は結べるということでもあります。話し上手になるには訓練が必要ですが、正直であること、言葉に心を込めることは今すぐにもできますね。さっそくチャレンジしてみましょう。

＊非言語表現とは、表情、態度、ジェスチャーなどのことをいいます。2ページ参照。

相手の言葉にならない気持ちを感じとろう！

人は相手を気遣うあまり言葉と気持ちが裏腹になってしまうことがある

✦まずは "あれ？" と、相手の言葉とふだんの言動との不一致に気づきましょう。

✦ふだんから相手とコミュニケーションを図り、相手をよく知っておきましょう。

日常生活のなかで "楽しく" コミュニケーション力をアップ

✦SNS送信時： "もっと自分の気持ちを伝えるには、どんな表現がいいかなあ" と表現方法を吟味しましょう（このとき、気持ちを言語化することも忘れずに）。

✦SNS受信時： "この発信は、どんな気持ちを伝えたいのかなあ" とメッセージやスタンプに込められた思いを察して、コミュニケーションのセンスを磨きましょう。

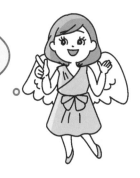

人から信用されるにはまずはおのれの心に正直でいることよ

指導者に快く
相談に乗ってもらう
コツのコツ

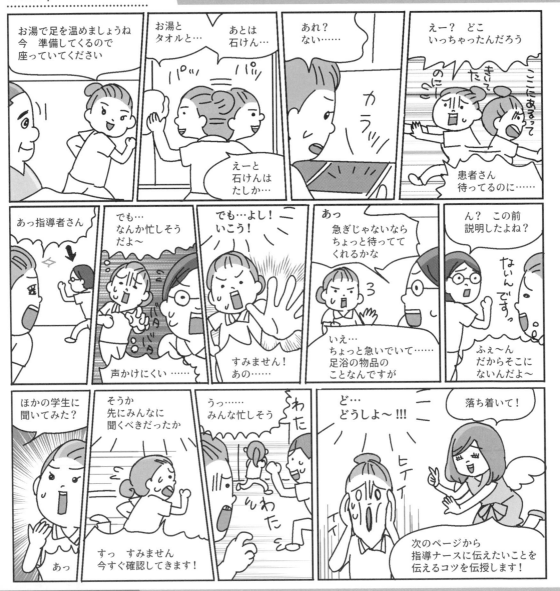

今回の学生：指導者に自分のしたいことがうまく伝えられず、悩んでいる看護学生のあみ。

みなっちから学生へワンポイントレッスン

ここでは、「聞きたいことがあるけど、忙しそうな看護師さんにどう声をかけたらいいかわからない」といった学生の悩みに共感しながら、「自分は何をどうしたいのか」をはっきり指導者に伝える方法を学びます。多くの学生は指導者を目の前にすると緊張して思ったことをうまく伝えられなくなってしまうようです。

また、人に気を遣いすぎる学生は「語尾があいまい」になってしまうことがよくあります。逆に、物事をはっきり伝えようと頑張った結果、ぶっきらぼうで失礼な言い方をしてしまい、看護師さんとの関係が悪くなってしまうような学生も

います。

ここでは、「自分は何をどうしたいのか」を自問自答ではっきりさせ、わかりやすく相手に伝える方法を学びます。

また、指導者に気を遣うあまり聞きたいことが聞けずに、患者さんへの対応が遅くなる学生も多くいます。これに対しては「実習先の病棟でナースステーションに1人になった学生が、患者さんのご家族に質問をされたら？」という、実習場でよくあるシーンをシミュレーションしながら**物事の優先順位のつけ方の原則**を学びます。

 ## ここで学べる重要キーワードと基本スキル

ここでは、相手にものを伝える前に、「自分は何をどうしたいのか」を自問自答して整理することで「思考すること」を学びます。これもまた、重要キーワードである**イントラパーソナルコミュニケーション**の実際です。ワークシート（図）に「そのときの出来事」と「自分は何をどうしたいのか」を記入したあと、指導者はその出来事に対して「何をどうしたらいいのか」も記入します。この作業から、「相手はどうしたらいいのか」

という他者の視点に立つ（**ポジションチェンジ**）ことが学べます。

また、最近の学生は、「言葉遣いが悪い」「敬語が使えない」と注意されることが多いもの。ここでは、「相手に何をどうしてほしいのか」を考えたあと、「〜していただけませんか」という語尾をつけて実際のセリフをワークシートに記入し、ていねいな言葉遣いも身につけます。これは、重要キーワードである**依頼形の言葉**の実用例でもあります。

皆さんは、忙しそうな指導者に臆することなく声をかけられますか？ ほとんどの人は「忙しそうだなあ」と気を遣ってしまうと思います。今回は忙しい指導者の時間も奪わず、快く相談に乗ってもらえる伝え方のコツを学びましょう。

"自分が何をどうしたいのか"をハッキリと伝えよう

 あみさんからの相談
「看護師さんが忙しそうなとき、声をかけていいかわかりません」

実習で患者さんの足浴をしようと準備していたら、必要物品の石けんが見当たりません。オリエンテーションで説明を受けた所にあるはずの石けんが、どこを探してもないのです。患者さんは楽しみに待っています。でも今日の指導者は、何だかとっても忙しそう。声をかけるのも気が引けます。

やっとの思いで「すみません、あの……」と言うと、指導者は「あ、急ぎじゃないなら、ちょっと待っててくれるかな」とさわやかスマイル。こんなとき、自分の思いを伝えるにはどうすればいいのでしょうか？

 "自分が何をどうしたいのか"をはっきり伝えましょう！

ベテランの看護師さんが指導者であれば、ゆっくり学生の指導をする余裕があるでしょう。しかし、学生の気持ちがわかるようにと、若い看護師さんが学生を担当するという病院が多いのも現状です。若い指導者の場合、仕事に余裕がなく、常に忙しそうに見えることもあります。すると、学生はなかなか声をかけづらくなってしまうもの。

忙しいなかでも、「いつでも声をかけてくださいね！」と言ってくれるステキな指導者もいます。でも、なかにはあまり愛想がよくない人も……。そんなとき学生は、"自分の接し方が悪いのかな""嫌われているのかな"と思い込んで、ますます声をかけられなくなってしまいがちです。

こんなときは指導者のことを、"患者さんのために一生懸命、仕事をしているんだな"と思うようにしてみましょう。心配しすぎは禁物です。こんなとき大切なのは、"相手のことも自分のことも、悪く考えすぎないこと"なのです。

もし、あなたがあみさんだとしたら、指導者にどんなふうに言いますか？

たとえば、「あの……足浴の物品のことなのですが」と話しかけたとしますね。する

と、すかさず指導者から「この前、説明したよね？」とか「まずは、ほかの学生に聞いてみた？」なんて言われたとしたらどうでしょう（看護師さんは忙しくて焦っていると、相手が次に何を言うのかをつい先回りしてしまうことがあります）。"あっ、そうか。先にみんなに聞くべきだったか〜"と心の中でウルウルと泣きながら、「あ、すっ、すみません。今すぐ確認してきます！」とダッシュするかもしれません。とはいえ、ほかの学生もケアや介助にと大忙し。落ち着くのを待っていたら、かなりの時間をロスしてしまうことになります。

こんなとき、**一番問題なのは、患者さんが待ちぼうけになること**です。では、指導者にどんなふうに言えばよかったのでしょうか？

私はこんなふうに言ってみたらどうかなと思います。

「足浴をしようと準備をしているのですが、石けんが見当たりません。貸していただけませんか？」。すると、指導者は「石けんは患者さん本人のを使わせていただいてね」「じゃあ、石けんを探す時間、患者さんを待たせてはいけないから、事情を説明して休んでいてもらってね」などと、あなた

に明確な指示を出してくれることでしょう。

このように、あなたが"自分が何をどうしたいのか"をはっきり伝えることができれば、指導者も明確に答えることができるのです。

人はきちんと最後まで自分の考えを伝えずに、あいまいにしてしまうことがあります。私はこの傾向は若い年代の人に多いなと感じています。

よく学生から、「看護師さんに考えが伝わらない」という相談を受けますが、指導者との会話を分析してみると学生の語尾があいまいなことが多いのです。**病院などのせわしない場所での会話は、"語尾までしっかり話すこと"が重要**なのです。

指導者とうまくいくPoint

✦指導者との関係がうまくいかなくても、相手のことも自分のことも悪く考えすぎない。

✦"自分が何をどうしたいのか"をはっきり伝えれば、指導者も明確に答えることができる。

✦語尾をにごした、あいまいな言い方は誤解を生むので、"語尾までしっかり話すこと"が大切。文章の最後は「〜。」とまるをつける。

指導者にお願い事をするときの思考のプロセス

1. 指導者に何をどうしてほしいのかを考える

まず"自分は何をどうしたいのか"を考え、そのために"指導者に何をどうしてほしいのか"を考えます。

2. 依頼形（お願いする形）にする

依頼形とは、「〜していただけませんか」や「〜してもよろしいでしょうか」などと"お願いする形"です。相手が「はい」

か「いいえ」で答えを選ぶことができ、選択の余地があるので、相手は"自分が尊重された"と感じます。

3. そのセリフを自分が言われたとしたら……とイメージして最終チェック！

たとえば皆さんの家に遊びに来た友達から「石けんがないみたいだから、新しいのを出して」と言われたらどうですか？　もちろん、イヤですよね。「新しいのを出して」と命令形で言われると、"命令された"という気持ちになるものです。いわゆる空気が読めない人になってしまいます。

ですから、依頼形にしたセリフを言う前に、実際に自分が言われたとしたら……とイメージしてみましょう。感じ悪く聞こえなければ、大丈夫。相手の気持ちを損なわず、してほしいことを具体的に伝えられるセリフになっています。

これで忙しい指導者も、短時間で効果的なアドバイスをしてくれること間違いなし！

では、図に記入して考えを整理してみましょう！

図 ワークシート

自　分		指導者	
出来事	例）足浴をしようと患者さんにベッドサイドに腰かけてもらった。お湯をとりに行き、準備をしていると、石けんがないことに気づいた。	出来事	例）学生が足浴をしようと患者さんの準備をしたようだ。石けんがないと相談を受ける。
何をどうしたいか	例）患者さんを待たせているので、できるだけ早く石けんを見つけたい。	何をどうすればいいのか	例）石けんを学生に貸し、足浴をさせる。
依　頼　形			
例）石けんを貸していただけませんか？			

「困った！」を解決する "患者さん中心" という大原則

Q. お見舞いに来た人に患者さんの部屋番号を聞かれたらどうしますか？

実習先の病棟で、あなたはナースステーションに1人になってしまいました。そこへお見舞いに来た人が「○○さんって何号室ですか？」とあなたに尋ねます。"ベッドネームを確認して教えてあげればいいのかなあ。でも、個人情報だし勝手に教えちゃマズイかな"、そう思い、実習指導者に聞いてみることに。

しかし、いくら探しても指導者は見当たりません。近くの病室でケアをしている看護師さんに聞いてみようかとも思いましたが、その日の朝、指導者に「学生のことは私がすべて責任をもつことにしていますから、何でも私をとおしてください」と言われたばかりです。

さあこんなとき、あなたなら近くの看護師さんに聞きますか？ それとも、指導者を探して質問しますか？

私は近くにいる看護師さんに質問するのがよいと思います。もちろん指導者は、学生の一番の理解者であり、相談相手です。でもこの場合、お見舞いに来た人を待たせないためにはどちらに聞くのがいいか考える必要がありますね。指導者を探す時間を考えると、この場合は近くにいる看護師さんに尋ねるのがベストだと思います。

案外こういったことで迷う学生が多いようです。いわゆる臨機応変な判断が求められる場面ですね。こんなときは次の大原則にのっとって対応を考えてみてください。

・お見舞いに来た人を待たせないことは大切です。すぐにベッドネームを確認して「×××号室です！」と教えてあげるのが一番早い方法でしょう。しかし、もしかすると、患者さんは面会謝絶の状態に

あるかもしれません。

・また、家族といえども、患者さんが会いたがっていない人物である可能性もあります。見舞い客を装い、患者さんが本当に入院をしているのか確かめに来るという悪い人だっています。

このように、"患者さん中心"で考えると、すぐに見舞い客を通すことが必ずしもよいことではないことがわかりますね。ですから皆さんは、こういったことを判断できる看護師さんに素早く報告し、指導を待ちましょう。お見舞いに来た人も大切ですが、病院で一番優先すべきは患者さんです。長時間待たせるようなら、お見舞いに来た人に椅子に腰かけてもらうなどの配慮もしましょう。あたふたする必要はありません。

何を優先すべきか迷ったときは、こんな
ふうに"患者さん中心"の原則で考え、判
断すればよいのですよ。

Q 指導者に「ちょっとここで待っててね」と言われたら、どのくらい待ちますか？

行動計画を発表している最中、指導者が患者さんに呼ばれました。「指導の続きがあるから、ちょっとここで待っててね」と言って指導者は急いで患者さんのところへ行ってしまいました。でもなかなか戻ってきません。あなたならこんなとき、何分くらい待ちますか？

実習によくありがちなこのシーン。30分もそのままじっと待っていたという人もいます。指導者の指示を守るのは大切です。でも、医療の現場は何が起こるかわからないもの。急変が起こり、指導者がしばらく患者さんを見守らなくてはならないこともあります。すると「ちょっと」が、実際にはずいぶんと長くなってしまうこともあるのです。

こんなとき、"患者さんあっての実習だからしかたない……"という見方もあるでしょう。でもそれでは、学生にとってあまりにも切ない気もします。

こんなときも、"患者さん中心"の原則で考えてみてください。皆さんの行動はすべて、患者さんの看護計画から導かれていますよね。つまり皆さんの行動は、立派な"患者さんの看護"なのです。そう考えると、30分の待ちぼうけはもったいないと思いませんか？ 待ち時間の目安は、およそ10分というところでしょう。10分過ぎても指導者から連絡がなければ、教員に相談したり、その日のリーダー看護師に相談したりして、効果的な実習ができるようにしてくださいね。

「20の行動」で社会人基礎力を鍛えよう

▌実習指導者は社会人である

実習指導者や病院スタッフは、社会人基礎力が身についている「社会人」です。だからこそ、まだまだ「社会人基礎力」（図1）が身についていない学生に対し、もどかしい気持ちになるということもあります。

「何度も同じことを聞いてきて、自分で調べず、すぐに答えを求めてくる」「ちょっと厳しい指導を受けると、心が折れて休ん

図1　社会人基礎力（＝3つの能力・12の能力要素）

経済産業省が主催した有識者会議により、**職場や地域社会で多様な人々と仕事をしていくために必要な基礎的な力**を「社会人基礎力(＝3つの能力・12の能力要素)」として定義。

前に踏み出す力　（アクション）

～一歩前に踏み出し、失敗しても粘り強く取り組む力～

| 主体性 |
| 物事に進んで取り組む力 |
| 働きかけ力 |
| 他人に働きかけ巻き込む力 |
| 実行力 |
| 目的を設定し確実に行動する力 |

指示待ちにならず、一人称で物事を捉え、自ら行動できるようになることが求められている。

考え抜く力　（シンキング）

～疑問をもち、考え抜く力～

| 課題発見力 |
| 現状を分析し目的や課題を明らかにする力 |
| 計画力 |
| 課題の解決に向けたプロセスを明らかにし準備する力 |
| 創造力 |
| 新しい価値を生み出す力 |

論理的に答えを出すこと以上に、自ら課題提起し、解決のためのシナリオを描く、自律的な思考力が求められている。

チームで働く力（チームワーク）

～多様な人々とともに、目標に向けて協力する力～

発信力	自分の意見をわかりやすく伝える力
傾聴力	相手の意見を丁寧に聴く力
柔軟性	意見の違いや立場の違いを理解する力
情況把握力	自分と周囲の人々や物事との関係性を理解する力
規律性	社会のルールや人との約束を守る力
ストレスコントロール力	ストレスの発生源に対応する力

グループ内の協調性だけに留まらず、多様な人々との繋がりや協働を生み出す力が求められている。

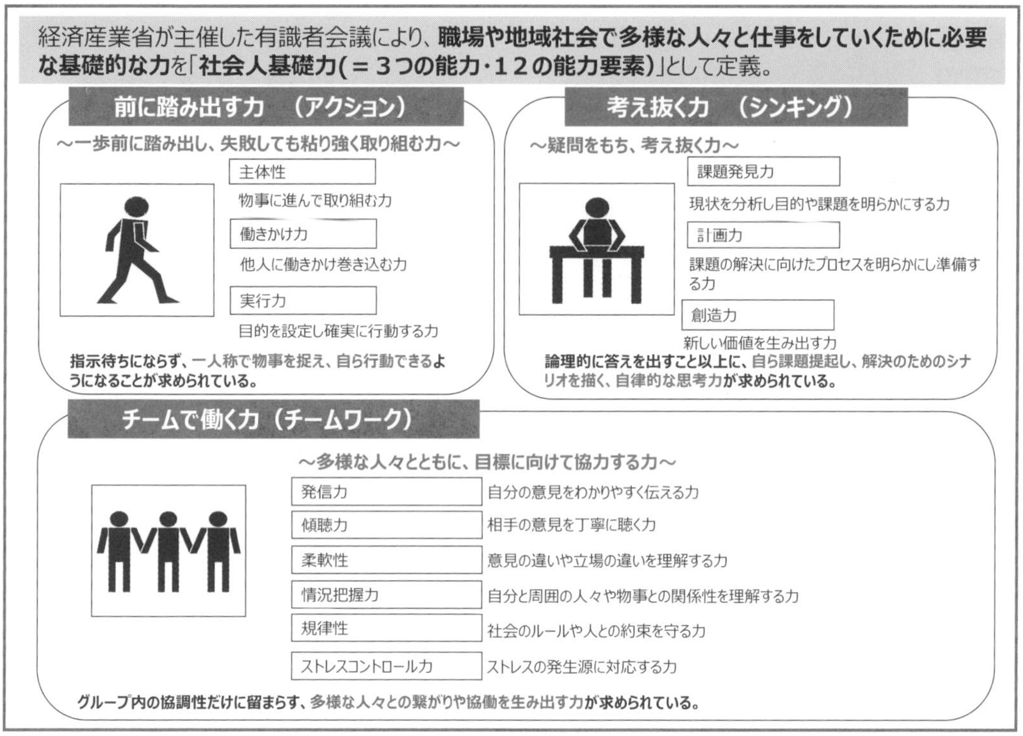

出典／「人生100年時代の社会人基礎力」説明資料，経済産業省，https://www.meti.go.jp/policy/kisoryoku/（2023年10月20日最終アクセス）.

でしまう」。──こんな学生、身近にいませんか？　こういう人は、社会人として必要な「社会人基礎力」が身についていないといえます。

　看護学生は厳密にはまだ社会人ではありませんが、臨床という"社会"に実習で立つことから"社会人基礎力が必要"とよく言われます。でも、この抽象的な社会人基礎力を身につけるには、どうすればいいでしょうか。

　そこで私は、図2「**学生に身につけさせたい20の行動**」（以下：「20の行動」）をつくり出しました。ここでは、「20の行動」について、**考え方のコツ**の一部を紹介します。関連が深い項目はまとめて説明しますね。

行動1　あいさつをする

　あいさつは、相手が「あいさつをされた」と思うことがゴールで、自分が「したつもり」ではいけません。

　友達と練習で、受け持ち患者さんにあいさつをしている場面を想定してあいさつをし、それをスマートフォンなどで動画撮影してみましょう。動画を確認しながら、「自分が患者さんだったら、この学生に自分の身体を預けたいか？」と自問自答して、表情や語気などを振り返ってみましょう。

行動2　返事をする
行動3　反応をする

　学生に「なぜ返事をしないの」「なぜ反応ができないの」とたずねると、多くが「何

図2 20の行動

行動1 あいさつをする	行動8 学習する	行動15 お礼を言う
行動2 返事をする	行動9 観察する	行動16 お詫びをする
行動3 反応をする	行動10 先輩の行動をまねする	行動17 体調の管理をする
行動4 メモをとる	行動11 考える	行動18 表情の管理をする
行動5 確認する	行動12 ホウレンソウをする	行動19 ストレスの管理をする
行動6 質問する	行動13 しっかりとした言葉を使う	行動20 PDCAを回す
行動7 調べる	行動14 感謝をする	

と言ったらいいのかわからないから」と回答します。

そのため「どう反応したらよいのか」を事前に考えておくことをおススメします。たとえば「何か言われたら"はい"と声に出して返事をする」「わかったら、うなずき"わかりました"と声に出す」といった具合です。

行動4 メモをとる
行動5 確認する

先生や指導者が「今から大事なことを言います」「しっかり聞いてね」などと言ったら、すかさずメモをとりましょう。「指導を受ける→メモをとる」ということを行動化することで、自然とメモをとる習慣が身につきます。

自分の受けた指導の内容が合っているかを相手にメモした内容を「伝え返し」して確認することも重要です。

行動6 質問する

先生や指導者から指示を受けたときには、「いつまでに、どのくらい、どこまで」行うのか、不明確な点を質問するようにしましょう。この部分があいまいだと、指示がすれ違うことが多いのです。

行動7 調べる
行動8 学習する

「まずは自分で調べる」ことが大切です。「自分の身体を使って調べるほうが記憶に定着する」というメリットもあります。

さらに、調べることを積み重ねることで、「調べることは楽しいこと」「知識が広がることはうれしいこと」と実感することもでき、「自分で調べて学習する」習慣を学生時代に身につけることができます。

行動9 観察する
行動10 先輩の行動をまねする

実習や授業で、指導者や先生が実演を見せてくれるときは、その意図を考えたうえで行動を観察するようにしましょう。意図と指導者の行動をつなげ、「あぁ、なるほど」と納得することで、その行動を簡単にマネられるようになります。こういった「模倣学習」には、高い学習効果があります。

行動11 考える

皆さんが「考える」ことができるようになるためには、「考える時間」や「考える機会」をつくる必要があります。そのために、「今日1日が終わったときに、最低3つは、実習者や先生に質問するようにしよう」な

どを決めておくとよいでしょう。

行動12 ホウレンソウをする

「忙しい看護師さんに声をかけて嫌な顔をされるのが怖い」など、相手にどう思われるかばかりを気にしていると、「ホウレンソウ（報告・連絡・相談）」の精度は上がりません。相手がどんなに忙しそうでも、必要なことを報告・連絡・相談することは、チームで仕事をする上で必要不可欠なのです。「ホウレンソウ」について、事前に「看護をするために、どんな情報を共有しておく必要があるか」を指導者や先生と確認しておくとよいでしょう。

行動13 しっかりとした言葉を使う

最近、対面のコミュニケーションをうまくとることができない学生が増えていると感じます。「どのような状況で、どう話せばいいかわからない」という人は、場面を設定してどう言えばよいのかを考えておくようにしましょう。

たとえば、目上の人（指導者や先生）へのねぎらいは、「ご苦労様です」ではなく、「お疲れ様でございます」と声をかける、などです。人を呼ぶときの敬称や敬語など、ふだんからしっかりと使うようにし、身につけておくことが大切です。

行動14 感謝をする
行動15 お礼を言う

「感謝をする」ことは、人間関係を築くうえでとても大切な要素になります。授業を受けたことに対して、何かを教わったときはすかさず「ありがとうございます」と感謝をし、お礼を言う習慣をつけておきましょう。

そこで皆さん、親や療育者にしてもらったこと」と「親や療育者にしてあげたこと」を書いて比べてみましょう。してあげたことよりもしてもらったことが遥かに多いことに気づき、自然に他者に感謝ができ、謙虚な気持ちになれると思います。

行動16 お詫びをする

「すみません、次回から○○には気をつけます。ご指導ありがとうございました」と、こんなふうにさわやかに礼儀正しくお詫びができるようなりましょう。実習中に自分を責めすぎて泣くなどの「自虐的なお詫び」は、学生であっても慎む必要があります。

行動17 体調の管理をする

看護師は、人を助け、守っていく尊い仕事をしているので、世界中の人々から頼りにされています。だからこそ、まずは自分たちが健康でいる必要がありますね。コロナ禍であらためて、私たちの健康や命は「自分だけのものではない」という意識をもつことができたのではないでしょうか？「体調の管理をする」ということは、看護師になるうえで「仕事の一部」であるといえます。

行動18 表情の管理をする

学生が見るからに自信がなさそうな表情で、患者さんに清拭を行おうとしたら、患者さんは一気に不安になりますよね。ですから、相手を不安にさせないように表情を管理する必要があります。

まずはその患者さんがどのような気持ちのときに、周りの人（看護師や指導者）はどんな表情をしているかを観察し、その表情をまねるようにしてみましょう。

■ 行動19 ストレスの管理をする

昨今、自分は「ストレスの管理をする」（**ストレス・マネジメント**）ができていないと考えている学生が増えています。

「ストレスに対処（回避し、緩和、処理）する行動」（コーピング行動）を適切にとるのが大事なので、コーピング行動を整理しておきましょう。ストレス解消になる行動を思いつくだけたくさん挙げ、そのコーピング行動がとれているかチェックしてみるのもいいでしょう。

■ 行動20 PDCAを回す

PDCAとは、P（plan：計画）、D（do：実行）、C（check：チェック）、A（action：対処）からなる仕事を進めるうえでの基本的なプロセスです。学生であっても、仕事の質を上げるにはこの「PDCAを回す」ことが重要です。

朝、実習を始める前に、その日1日の計画を発表し、具体的に行動して1日の終わりにそれをチェックし、振り返って対処する、このように1日1日でPDCAを回すことができたかどうかを意識するようにしましょう。

義母の入院から「看護とは何か」を考える

「考え抜く力」を育てるということが **図1** のなかでも謳われています。100年に一度のパンデミックを経験した私たちに今、改めてこの「考え抜く力」が求められているのではないか、そんなふうに私は思います。

私事で恐縮ですが、義母が2021年1月にクロイツフェルト-ヤコブ病*と診断されました。100万人に一人の発症率の難病。治療方法はなく、余命半年から2年といわれるこの疾患は、認知症の進行が速いとは聞いていましたが、発症してまだ数か月だというのに義母は要介護4となりました。当時はコロナ禍真っ最中で面会もままならず、確定診断を受けたときと急性期病院から医療療養型の病院へ転院するときのたったの2回しか、義母に会うことはできませんでした。長男である夫は、義母と離れて暮らしていることもあり、疾患の受け入れがなかなかできませんでした。

急な認知症の進行と長くても2年でお別れがやってくるというのに、面会すらゆるされないという現実。これまでこれといった親孝行もしていない遠くに住む長男夫婦としては、在宅で自分たちが看ることや、近隣の病院に転院してもらうことも考えましたが、クロイツフェルト-ヤコブ病の最後は呼吸機能が衰えて亡くなっていくといいます。クロイツフェルト-ヤコブ病の転帰をたどるならまだ少しお別れまで時間があります。でもよかれと思って東京に連れてきてコロナに感染させてしまったら、もう二度と会えないかもしれません。新型コロナ感染症が蔓延する東京へ地方から義母を転院させるのはリスクが高すぎると、あきらめざるを得ませんでした。

義母はもう、電話をかけることもとることもできなくなりました。毎日電話をかけては「また、かからなかった」と落ち込む夫。

私は入院先の看護師さんに「治療方法がないのならば、せめて一日に一度でいいので声を聴かせてほしい」とお願いしました。食べるという行動が止まってしまう義母には食事介助が毎回必要なので、食事どきは看護師さんか助手さんが近くにいるはずです。お昼の時間に「ビデオ通話」をかけるので、スマホをタッチして電話をとってもらえないかと私は看護師に頼んだのです。

しかしヤコブ病の確定診断をされた病院には2か月ほど長期入院をしていましたが、ただの一度も電話がつながることはありませんでした（スマホは充電されないまま、ベッドに置かれたままでした）。

この出来事で私は「看護」ってなんだったろう？ と思いました。**ヘンダーソンは"患者の基本的欲求を満たす手助けをすることが、「看護」"だと言ったのではなかったか。**患者の意思を伝達したり、欲求や気持ちの表出を助けたり、レクリエーション活動を助けるのが「看護」ではなかったのだろうか。なぜこの病院の看護師さんは何もしてくれないのだろうか。

「治療も何できないのなら、せめてスマホを押すくらいしてほしい」「食事介助は毎日やってるはずなのに」というのが家族の本音です。「面会もできず、難病でいつどうなるかわかりませんから覚悟しておいてください」と言われている家族にとっては、せめてビデオ通話で顔くらいみたい。それが最後のお別れになるかもしれないからです。

病院に出入りしている私は、現場の医療者からいろんな現状も聞いているので、医療の側も大変なのは十分わかっているつもりです。でも、看護師さんが「コロナ禍で面会もできずにつらいだろうな。しかも難病で長くはないし」と少しでも思ってくれたなら、その思いを一度でもいいから「電話をとってあげる」という行動につなげてほしかったと残念でした。

IADL（手段的日常生活動作）の低下を補うのは介護士の名称独占業務ではないはずです。未曾有の事態で現場は混乱し、現場の看護師は十分な教育もできない、受けられない環境かもしれませんが、そんなときだからこそ「看護とは何か」を考え抜き、そしてその考えやアイディアを行動に変えることができる看護師を育ててほしいと難病の患者家族になった私は心から願います。

＊異常プリオンたんぱくが脳内に蓄積し、神経細胞変性を起こす疾患をプリオン病と総称する。クロイツフェルト-ヤコブ病はその代表で、100万人に1人程度の割合で発症する。知能低下、視覚失認、失行などがみられ、急速に進行する認知症を呈する。有効な根治的治療法はなく、通常2年以内に死亡するといわれる。

大切なのは
臨機応変に判断できる力を
養うことよ

コミュニケーションの基本スキル II

集団編

集団のなかでどうふるまう？
実習場面やグループ学習で活きる
集団のコミュニケーション術

話がまとまらない！
話し合いをスムーズに
進めるコツ

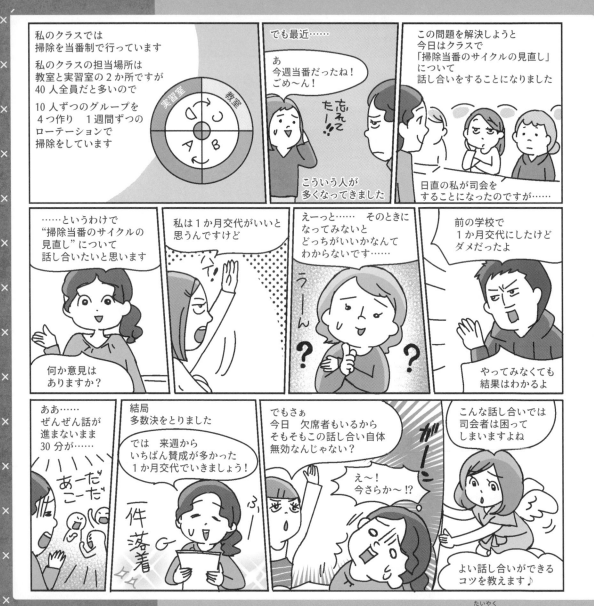

今回の学生：クラスでの話し合いの司会者を務めることになった看護学生。初めての大役に緊張気味。

みなっちから学生へワンポイントレッスン

　看護学生はクラスでのホームルームにグループワーク、実習では毎日のカンファレンスというふうに、「メンバーと話し合いをする」機会がとても多くあります。看護職は医療チームとして多職種と連携して働きます。そのため「メンバーとうまく話し合いができる能力」を身につける必要があります。でも、まだ看護学校で「話し合いの仕方を学ぶ授業」を取り入れているところは少ないと思います（私が講師をしている看護学校のように**ファシリテーション**［会議などを円滑に進行できる技法］の授業を取り入れているところもありますが……）。たくさん話し合いをするにもかかわらず、話し合いについて学ぶ機会がないために、ふだんのホームルームが苦痛になったり、せっかくのカンファレンスの機会を生かしきれなかったり……と、こんなふうになっていないでしょうか。

　ここでは、学校生活でよく起こる話し合いのワンシーンから、「話し合いをスムーズに進めるコツ」とリーダーシップ、メンバーシップの実際を学びます。

 ## ここで学べる重要キーワードと基本スキル

　ここでは、重要キーワードである**ファシリテーター**（進行役）の実際について学びます。

　ファシリテーターのワザの1つめとして、**傾聴テクニックの相づち**について詳しく学びます。実は一口に相づちといっても「肯定的な相づち」と「否定的な相づち」と2種類に分けられます。少しムズかしいですが実際の活用方法をマンガの登場人物のセリフから楽しく学ぶのですぐに身につくでしょう。

　次に2つめのワザとして、発言の要約と繰り返しについて、「どんな気持ちで行えばいいのか」を学びます。そして**ファシリテーターのあり方**と同時に「相手にペーシングしながら発言を繰り返す」という、**上級の傾聴テクニック**の実際を学びます。

　3つめのワザとして**話し合いの空気を読むコツ**、4つめのワザとして「**話し合いの5つのルール**」や**NGワード**などを具体的に板書や掲示すること。明日からの話し合いがすぐに上手にできるような具体的で充実した内容にしました。

"司会者"から"ファシリテーター"に変身しよう！

クラスでの話し合い、カンファレンスにグループワーク。看護学生は人と話し合う機会が多いもの。せっかくみんなの貴重な時間を使うのですから、満足のいく話し合いができたらステキですね。それでは"よい話し合い"とは、どんなものをいうのでしょうか。参加者が自由にのびのびと活発に発言でき、決め事があるときはキチンと時間内に決められる——こんなふうな話し合いがよい話し合いです。

参加者が主体となって活発に意見を交わし、みんなが「参加してよかったね！」と満足できる話し合いができたとき、「ファシリテーションが機能した」といいます。そして、ファシリテーションが機能するように進行する人のことを**ファシリテーター**とよびます。

***司会者とファシリテーターの違い**：司会者のように議事進行をするだけではなく、話し合いを活性化する人のことをファシリテーターといいます。

GOOD！
よい話し合い
- 参加者が積極的で主体的
- 参加者同士の雰囲気がよい
- コミュニケーションが活発
- 参加者同士が尊重し合っている
- いろんな発想が出てくる
- 参加者が全員同じ方向（目的）に向かっている

NO GOOD！
よくない話し合い
- 参加者が消極的で人任せ
- 同じ人が何度も発言する
- 強い言い方や声の大きい人の意見がとおる
- シーンとする、または緊張感がある
- 「でも」と意見を否定される
- 何を話し合っているのかわからない

1つめのワザ
発言者の目を見てうなずく、相づちを打つ

発言者のなかには、ドキドキしながらも「参加者の一人としてちゃんと意見を言わなきゃ！」と勇気を振り絞っている人もいます。ですから**ファシリテーター**は発言者の目を見て、うなずいたり、「そうだよね」などと相づち（肯定的相づち）を打ったりしながら聴き、発言者が話しやすい雰囲気をつくることが大切です。

▍応用テクニック！

逆に、独断的な意見や勝手な主張をしすぎる人には、うなずくタイミングや相づちをずらして"今の発言は一人よがりでは？"と無言で相手に気づかせるような聴き方もできます。あまりにも主観的な意見には、「それは主観的な発言だと思いますが……」と、否定的な相づちを打つことも必要です。

発言を聴き終えたらやさしい気持ちで要約して繰り返す

2つめのワザ

72ページのマンガの場面を振り返ってみましょう。

ある学校では掃除を当番制で行っています。教室と実習室を担当しているクラスでは、40人全員だと多いので10人ずつのグループを4つ作り、1週間ずつのローテーションで掃除をしていました。つまり1グループにつき、1か月のうち2週間は掃除をするけれど、残り2週間は掃除がないといった具合です。けれど最近、「あ、今週当番だった! 友達と約束しちゃったよぉ。ごめん!」などと言って掃除をしないで帰ってしまう人が多くなってきました。

この問題を解決しようと、クラスで「掃除当番のサイクルの見直し」について話し合いをすることになりました。

最初の発言者は次のような意見でした。

「いろんな意見があると思うんですけど、私は掃除の当番はキチンと責任もってやれるほうがいいと思うんです。1週間交代だと、どうも忘れる人もいるらしくて……。**1か月交代がいいかなと思うんです。みんなの賛成が多ければの話なんですけど……**」。

これをファシリテーター(進行役)が要約すると、「"みんなの意見も同じなら、掃除当番は1か月単位に変えてもいいんじゃないかな"、という意見ですね」。

ここで大切なのは「**1か月交代が妥当という意見ですね**」というような機械的な要約にしないことです。

皆さんは、最初の発言者の言葉を聴いて、どんな人となりをイメージしますか? 私は、"この学生は人のことを思いやれるやさしい人で、気が弱いのに、みんなのために一生懸命発言している"——そんな人なのかなと思います。"1週間交代がよいと思っている人たちを否定したくない"という思いから、あいまいな言い方になっていますね。こういう発言者の場合、言葉だけを端的に要約すると、「そんなきつく言ったんじゃないのに……」と発言を後悔させてしまいます。ですから、**あえてあいまいな表現に合わせて要約し、発言者を安心させてあげる**ことも大切です(相手の言葉遣いに合わせることは、**ペーシング**の一種ですね)。

発言の内容を繰り返すのは、"発言者への意見の確認"と、"参加者の共通理解"のためですが、多くの司会者は機械的になりがちです。「**みんなのために発言してくれてありがとう**」という気持ちでやさしく要約しましょう。1人でも多くの参加者がのびのび発言できるかどうかは、ファシリテーターの腕にかかっています。皆さんも、こんなふうに発言者の気持ちを大切にしてくれるファシリテーターなら、安心してどんどん発言したくなるのではないでしょうか。

場の空気を読んでリードする

　話し合いの途中で、"いつの間にか話がテーマからズレてるな""それは個人的な意見だよ""帰りのホームルームで話し合いをすると、みんな早く帰りたくて投げやりな態度になるなぁ"などと感じることはありませんか？ これを"場の空気"といいます。

　"場の空気"を読んだら、ファシリテーター（進行役）が「ちょっと、テーマから外れてきたようですね」「皆さん、焦って いるようなので、そろそろ多数決をとりませんか」などとリードしてくれると、話し合いはとってもスムーズにいくものです。

　"思っているけど、口にしない"参加者の空気を察して、「こうしませんか」と話し合いをリードする——こんなファシリテーターになると、みんなから信頼され、どんな難しい話し合いでもリードできるようになりますよ。

話し合いのルールをつくる

　人の気持ちの状態は４つのタイプに分けることができます。ここでは少し詳しくみていきます（次ページの図参照）。

　エンゼル以外のタイプの人が、困ったさんです。どうですか？「こういう困ったさん、いるいる！」と思った人も多いのではないでしょうか。

　でも、人は感情の動物です。いつもはエンゼルタイプなのに、何かをきっかけに落ち込み、のび太タイプの気持ちの状態になってしまうことも……。そんな状態のまま、話し合いに参加すると、つい悲観的な意見を言ってしまいがちです。そんなときは、話し合いの前に「最近の楽しかったこと」などを友達に聴いてもらって気分をリフレッシュしておきましょう♪ エンゼルタイプの気持ちに戻ってから、話し合いに参加するようにすることが大事です。これは状態管理といいます。

　では、ファシリテーターとしてこうした 困ったさんにはどう対応すればいいと思いますか？

　私のおススメは、"エンゼルタイプの気持ちで話し合いに臨（のぞ）めるよう、のび太タイプ、ジャイアンタイプ、デビルタイプの話の聴き方や話し方をしないことをルールにする！"というもの。つまり、各タイプの口グセを禁止ワードにしちゃうのです。

　たとえば次のようなルール決めをします。

うちのクラスの話し合いのルール

1．うなずき「なるほど」で聴く。
2．人が意見を発表したら拍手。
3．否定、わり込みNG。
4．内職NG。
5．一人一発言。
6．Ｉ（アイ）メッセージで（正論でなくともOK）発言。
7．決論は「そもそも」で覆（くつが）えさない。

図 ## 4つのタイプ
write

*あなたの今の気分は？ ☑ をつけてみて。

☑ ジャイアンタイプ

 自分のことは全肯定するが、周囲のみんなを否定的にみている状態。「みんなは私の思いどおりに動くはずだ」と思っている。

話し合いでの発言「みんなも同じだと思うけど、それには反対」「前の学校で1か月交代にしたけど、ダメだった。やってみなくても結果はわかるよ」

話の聴き方・話し方の特徴
• 自分の意見と違う発言者のことをにらむように見る。または目を合わせず、"文句あり"という表情をする。
• 人が話している最中でも割り込む。　• 先入観が強い。
• 自分の意見を大勢の人の意見のように言う。

ログセ「でも」「ダメだよ」「私に言わせれば」「みんなそう言ってるよ」

☑ エンゼルタイプ

 「自分は自分のまま、みんなはみんなのままでいい」。自分自身と、そして周囲のみんなと調和している理想的な状態。

話し合いでの発言「私は1か月交代がいいと思います」「いろんな意見があっていいと思います」「みんなで話せてよかったです」

話の聴き方・話し方の特徴
• 「うん、うん」と発言者の目を見てうなずきながら話を聴く。
• 意見が違う人の話もきちんと最後まで聴く。

ログセ「なるほど」「わかるわかる」「賛成」「やってみようよ」「ダメなら、また考えようよ」

☑ デビルタイプ

 自分も周囲のみんなも世の中も否定し、すべてに絶望している状態。「別に興味ないし、意味ないし」と、いろんなことを冷めてみている。

話し合いでの発言「そもそもこんな話し合い自体、ムダだよ」「1週間でも1か月でも、どっちでもいいよ」「こんなの真剣に話してバカみたい」

話の聴き方・話し方の特徴
• 話し合いに参加しない。発言者の意見に関心がない。隣の人とおしゃべりしたり、メールをしたりする。
• 真剣になることを茶化す。
• 多数決で決まった後に、それを覆す発言をする。

ログセ「そもそも」「どうせ」「意味がない」「ムダ」「めんどうくさい」

☑ のび太タイプ

 「自分はダメなのに、みんなはスゴイなぁ」。自分のことは否定しているが、周囲のみんなはそのままでよいとみている状態。

話し合いでの発言「（掃除当番を）1か月交代にしても、私は忘れるかもしれません」「そのときになってみないとわかりません」

話の聴き方・話し方の特徴
• 下のほうを見ていたり、発言者と目が合わないことが多い。
• 発言者の意見より自分の気持ちに関心が強い。

ログセ「できない」「わからない」「そんなことしたら怒られるよ」「みんなの意見ならいいと思う」「どっちでもいい」

ＮＧワード

こういう言葉は使わないようにしよう！

「でも」「そもそも」「どうせ」「ダメだよ」「自分に言わせれば」「わかりません」「ムリだよ」「ムダだよ」「意味がないよ」

するときは、最初にルールをみんなと確認してから始めるようにすると、よい話し合いができるようになります。

　クラスのホームルームの時間や長期実習に入る前など、先生に時間をもらってクラスで話し合いのルールを決めてみてはどうでしょうか？ 話し合いのルールを決めたら、模造紙に記入して教室の目立つところに貼っておきましょう。そして話し合いを

4つのワザを身につけて話し合いの演出家になるのよ！

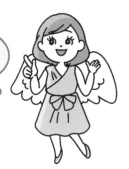

Lesson 9

書記の役割ってなんだろう？

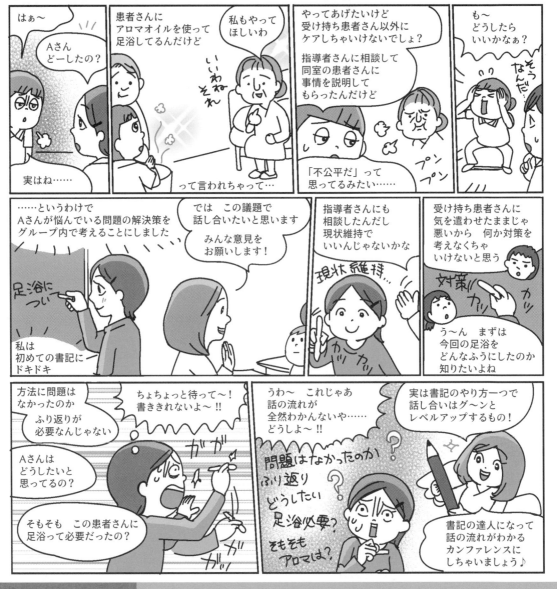

今回の学生：実習中のケースカンファレンスで書記を担当することになった看護学生。記録するのが遅いのを気にしている。

みなっちから学生へワンポイントレッスン

実習では、毎日行うカンファレンス。「患者さんとのミスコミュニケーションの場面」をもとにケースカンファレンスをしたけど、うまく進めることができなかった……。ここでは、実習でよく遭遇するこういったシーンのマンガをもとに、**カンファレンスの進め方**、特に**書記の本当の役割**について学びます。

コミュニケーションの授業でもカンファレンスの進め方や書記について実際に学ぶことはほとんどありませんよね。ですから、ほとんどの学生は書記という役割をもたされると、話し合いには参加せずにまるで速記者のようにメンバー全員の発言を経時的に記録していると思います。これでは、書記という役割をおもしろいと思うこともあまりないのではないでしょうか。

ここでは、「書記の3つの達人ワザ」を用いて、ケースカンファレンスのやり方を**Before**、**After**で学びます。これらのワザを習得すると、話し合いに参加しながらも楽しく書記をすることができるようになりますよ。また、書記の力量次第で話し合いの良し悪しが大きく左右されることを知り、書記という役割の大切さをあらためて理解することもできるでしょう。

 ここで学べる重要キーワードと基本スキル

ここでは、「話し合いの見える化」のスキルとして画期的な板書の仕方を学びます。これは、重要キーワードである**ファシリテーショングラフィック**です。

また、書記の達人ワザの1つ目「タイトルを問いの形にする」のスキルを使えば、意見はすべて「答えの形」になります。これまでいろんな意見が出てきて収拾がつかなかったカンファレンスが、このワザを使うことで見違えるようになるのです。また、この方法をとると発言は「問い」に対する「答え」だけになるので、記録もとても楽になります。また、メンバーの中にはあまり発言をしない人も少なからずいますよね。ここではメンバー全員の意見を吸い上げるために付箋（ふせん）を活用する、という具体的な方法も紹介しますので、より効果的なカンファレンスの進め方が身につきます。

また、「最終カンファレンスのあり方」を示すことで、話し合いの中で、キーワードである**グループダイナミクス**＊が起こるようにしていますので、最後のページまでしっかり読んで習得してください。

＊集団力学ともいわれる。集団から影響を受けた個人の行動・思考は、反対に集団に対しても影響を与えるとする考え方。

"カンファレンス"では、よく司会や書記という役割が順番で回ってきますよね。Lesson 8 では、司会の役割についてお話しました。今回は書記の役割についてお話します。

「あーあ。カンファレンスで書記になっちゃった、めんどうだなあ」とため息をついている皆さん、実は書記のやり方一つで話し合いはグ〜ンとレベルアップするので、本当はやりがいがあるんですよ。

書記の役割って何だろう？

皆さん、書記というと、話し合いには参加せず、とにかく「みんなの意見を書く、書く、書く〜」というような、いわゆる速記者のようなイメージがありませんか？

後でその記録を見直したとき、「○○さんの発言は書いてあるのに、私の発言が全然書かれてない」と言われちゃ大変だ！とばかりについつい速記者になってしまう。社会人の会議でもこういうことは多くあります。でも皆さん、こんなに頑張って書いているカンファレンスの記録（クラスの話し合いなら議事録ですね）って、いったい何度見直していますか？

きっと、カンファレンスの記録を先生に提出するときに「ちょっと見る」程度という人がほとんどでは？ 見る機会がほとんどないカンファレンス記録のために、書記はカンファレンス中ずっとガリガリガリガリ……。これって、すごくもったいないことですよね。では、書記の本当の役割って何なのでしょうか？

次のクイズに答えてみましょう。

> 書記が担う最も重要な役割は次のうちどれ？
> ①参加者の発言を一言一句漏らさず記録する。

②場の空気を読んでリードする。

③話し合いの流れが参加者全員にわかるようにする。

- - - - - - - - - - - - - - -

解説

① ×：速記者になってしまっている状態ですね。カンファレンスにおいて書記がこうした役割になるのは、とてももったいないことです。

② ×：Lesson 8 でお話した司会（ファシリテーター）の役割です。

③ ○：これが正解。話し合いの流れが参加者全員にわかるようにする。つまり"見える化"することが、書記の最も重要な役割です。

この"見える化（ファシリテーショングラフィックともいいます）"、実は学生の皆さんはとっても上手な人が多いんですよ。皆さんはいつもSNS（例：LINEなど）で記号やスタンプを使って、気持ちが"見える"ように工夫していますよね。学習ノートにも、絵や図表、イラストなどを取り入れて"視覚的にもわかりやすく！"と工夫していると思います。つまり皆さんには、カンファレンスを"見える化"できる十分な素質があるのです。

事実、私が看護教員だった頃、クラスの書記の学生にこの"見える化"のワザを伝授したら、とてもわかりやすく表現できるようになりました。その学生は後日、クラスの話し合いに欠かせない**書記の達人**として、みんなに尊敬されるようになったのでした。

では、実際にカンファレンスを"見える化"させる方法を考えていきましょう！

ケースカンファレンスを大改造！

ある実習グループが、下記のような問題をグループで話し合い、解決策を考えることになりました。つまりケースカンファレンスですね。

グループで話し合い

Aさんの受け持ち患者さんは4人部屋に入っています。Aさんは患者さんにアロマオイルを使った足浴をしていました（アロマオイルを使用する前にはもちろん同室患者さんの許可をとっていました）。すると、同室のほかの患者さんから「あら、その香りステキね〜。次、私もやってほしいわ」と言われました。しかし、受け持ち患者さん以外のケアはしてはいけないことになっています。困ったAさんが指導者に相談したところ、同室患者さんのところへ一緒に説明に行ってもらえることになりました。指導者から、学生は受け持ち以外の患者さんのケアは行えないことをていねいに伝えてもらい一件落着……と思いきや、その患者さんが見舞い客に「同じ入院費なのに不公平な病院だわ！」と怒っているのを耳にしました。

その後、この同室患者さんにあいさつしてもそっけなく、最近では無視されるまでになってしまいました。受け持ち患者さんは「私のために足を洗ってくれたのに、何だか悪いねえ……」とAさんに申しわけなさそうにしています。

今後、この同室の患者さんと受け持ち患者さんに、Aさんやほかのグループメンバーはどんなふうにかかわったらいいのでしょうか。

BEFORE
ケースカンファレンス

カンファレンス議題：「Aさんの受け持ち患者さんの足浴について」

Bさん　指導者さんにも相談したんだし、現状維持でいいんじゃないかな。

Cさん　受け持ち患者さんに気を遣わせたままじゃ悪いから、何か対策を考えなくちゃいけないと思う。

Dさん　う〜ん、まずは、今回の足浴をどんなふうにしたのか知りたいよね。方法に問題はなかったのか振り返りが必要なんじゃない？

Eさん　Aさんはどうしたいと思ってるの？

Fさん　そもそも、この患者さんに足浴って必要だったの？

みんな思い思いの発言をしていて、これでは話の流れがわかりませんね。

カンファレンスを"見える化"するためには、コツがあります。

1つめのワザ 議題（タイトル）を問いの形にする

カンファレンス議題

◆議題：「Aさんの受け持ち患者さんの足浴について」

↓

解決策を導き出したいときは、問いの形にCHANGE

◆議題：「同室患者さんに配慮しながら受け持ち患者さんの足浴をするにはどうすればよいか?」

このように、「〜について」という抽象的なカンファレンス議題を具体的な**問いの形**に変えます。すると発言はおのずと「足浴をどんなふうにすればよいか?」という答えの形になります。

こうすれば、**BEFOREケースカンファレンス**のようにいろんな発言が出てきて混乱することがなくなります。議題に合わない意見——Bさんの「現状維持でいい」、Eさんの「Aさんはどうしたいと思ってるの?」、Fさんの「そもそも、この患者さんに足浴って必要だったの?」——は議題に合わないので出てこなくなりますね。Cさんの意見は議題そのものなので、同じく出てこなくなります。そして残ったDさんの意見に注目してみると……これは議題に合うよい意見ですよね！ Dさんの言うように今回の足浴の方法を振り返り、そして今後どうするかを考えると、話がスムーズに進みそうです。

2つめのワザ ホワイトボードや黒板を使いこなして話し合いを"見える化"する

議題が問いの形になったら、いよいよ"見える化"に移ります。話の流れが一目でわかるように、次ページの図に示したようにホワイトボードまたは黒板に書いていきます。

初めにAさんの話を聴きながら、「Aさんの足浴の方法（これまで）」を書き、次に「今回の足浴でよかったところ」と「よくなかったところ」を書きます。急が

ずゆっくり書いてＯＫです。グループメンバーは、書記がホワイトボードや黒板に書いているところを見ながら一緒に考えを整理していくからです。そして、Aさんの話をもとに「今後どうすればよいか」をみんなで考え、どんどん意見を出し合います。

まとまった意見は、ホワイトボードに示した《まとめ》の欄に書きましょう。

図 ホワイトボード記入例

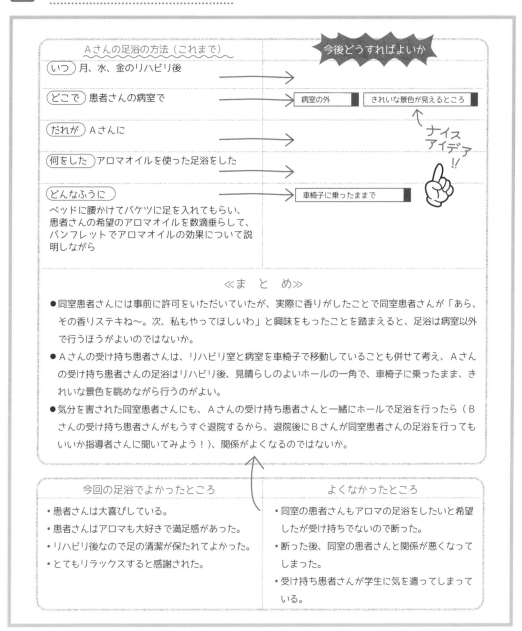

Aさんの足浴の方法（これまで）　　　　　今後どうすればよいか

いつ　月、水、金のリハビリ後　　　　　　→

どこで　患者さんの病室で　　　　　　　　→　病室の外　　きれいな景色が見えるところ

だれが　Aさんに　　　　　　　　　　　　→　　　　　　　　　　ナイス
　　　　　　　　　　　　　　　　　　　　　　　　　　　　　　アイデア
何をした　アロマオイルを使った足浴をした　→　　　　　　　　　！！

どんなふうに　　　　　　　　　　　　　　→　車椅子に乗ったままで
ベッドに腰かけてバケツに足を入れてもらい、
患者さんの希望のアロマオイルを数滴垂らして、
パンフレットでアロマオイルの効果について説
明しながら

≪ま　と　め≫

● 同室患者さんには事前に許可をいただいていたが、実際に香りがしたことで同室患者さんが「あら、
その香りステキね〜。次、私もやってほしいわ」と興味をもったことを踏まえると、足浴は病室以外
で行うほうがよいのではないか。

● Aさんの受け持ち患者さんは、リハビリ室と病室を車椅子で移動していることも併せて考え、Aさん
の受け持ち患者さんの足浴はリハビリ後、見晴らしのよいホールの一角で、車椅子に乗ったまま、き
れいな景色を眺めながら行うのがよい。

● 気分を害された同室患者さんにも、Aさんの受け持ち患者さんと一緒にホールで足浴を行ったら（B
さんの受け持ち患者さんがもうすぐ退院するから、退院後にBさんが同室患者さんの足浴を行っても
いいか指導者さんに聞いてみよう！）、関係がよくなるのではないか。

今回の足浴でよかったところ　　　　　　　よくなかったところ

・患者さんは大喜びしている。　　　　　　・同室の患者さんもアロマの足浴をしたいと希望
・患者さんはアロマも大好きで満足感があった。　したが受け持ちでないので断った。
・リハビリ後なので足の清潔が保たれてよかった。・断った後、同室の患者さんと関係が悪くなって
・とてもリラックスすると感謝された。　　　　しまった。
　　　　　　　　　　　　　　　　　　　　・受け持ち患者さんが学生に気を遣ってしまって
　　　　　　　　　　　　　　　　　　　　　いる。

　いかがでしょうか。こんなふうに話し合
いを "見える化" する書記がいると、活発
な意見と納得いく結果の得られるいいカン
ファレンスができるようになりますよ。

オススメ！　付箋活用法

　メンバー全員から平等に意見を出してもらいたいときは付箋を使うと効果的です。全員に付箋を配り、１人ずつ簡潔に意見を書いてもらいます。集めた付箋は「今後どうすればよいか」の欄にペタペタと貼っていきます。

　人の発言は長く不明瞭になりがちですが、限られたスペースの付箋に書き込むことで、簡潔で明瞭な意見となります。発言にも時間がとられず、書記が書く手間も省けるという便利な方法です。

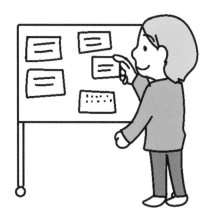

3つめのワザ
カンファレンスノートへの記録のコツ

　カンファレンスが終われば、後はカンファレンスノートへの記録だけですね。「書記が話し合いの"見える化"をするなら、カンファレンスノートへの記入はだれがするんですか？　やっぱり書記ですか？」と、こんな声が聞こえてきそうですが、問いの形の議題をもとに答えを導き出したカンファレンスなら、後でまとめるのもとっても簡単なのです。ノートへの記入が大変だと思うのは、全員の発言を書かなければならないと思っているから。**BEFOREケース**カンファレンスの話し合いを記録するのは大変で意味もなく、話の流れもさっぱりわかりません。だから書いていてもちっともおもしろくないのです。

　議題を問いの形にし、話し合いを**"見える化"した板書**（ホワイトボードや黒板に書いたもの）を見ながら、カンファレンスノートに議題に対する答えを書いていく作業は、とても簡単！　発言も、話し合いのキーポイントになった意見だけを記入するだけでOKなのです。

最終カンファレンスでは顔を上げて

実習病棟での最終カンファレンスで"この病棟で学んだことや気づきについて"を発表することが多いと思います。このときのコツは、議題を小さくすること。「〜について」という抽象的な内容を、"この病棟で一番学んだこと"感じたことなどに限定しましょう。実習では学んだことは数えきれないほどあります。限定することで1つに的が絞れ、思いをたっぷり伝えることができるのです。

よく、事前に発表することをびっしり書きとめたメモを読み上げる学生がいますが、それはあまりおススメしません。準備することはいいことですが、**人は本当に心に残った出来事はだれよりも熱く伝えられるもの**です。思いがけない気持ちが自分の口から飛び出し、時には感極まって涙が出てしまうこともあるでしょう。

私が看護教員だった頃、一番心に残っているカンファレンスで、ある1人の学生がこう言いました。「私は看護師になんかなりたくないけど、単位を取るためにしかたな

く実習に来ました。でも、そんな私に患者さんは、"いい看護師さんになってほしいから見せてあげるね"と言って……大胸筋のところまで切除された自分の乳房の傷を見せてくれたんです。"がんってこんなになるんだよ。あなたはこういう人を助ける天使なんだよね"と言われました。私は……私は今、自分が恥ずかしいです」。彼女はそう言いながら、涙を流していました。

実習中はずっと記録に追われる皆さんですが、最後のカンファレンスでは顔を上げて、ライブで人の心を感じる余裕をもってみませんか? 書記も、このときばかりは発表者の顔を見てじっくり思いを受け止めてみてください。きっとメンバー一人ひとりの体験と学びが心に響くすばらしい発表になると思います。そしてあなたの発表を聴いてみんなも感動する。これこそがグループで学ぶことのよさでもあります。

個人の学びや気づきをシェア(発表)することで、メンバーの気づきや学びが促進され、より深く学べるようになることを、**グループダイナミクス**といいます。

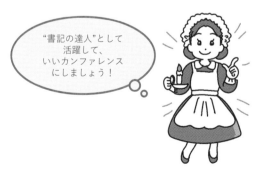

"書記の達人"として活躍して、いいカンファレンスにしましょう!

コミュニケーションの
基本スキル　Ⅲ

ちからだめしテスト

コミュニケーションの達人に「なりたい！」→「なる！」

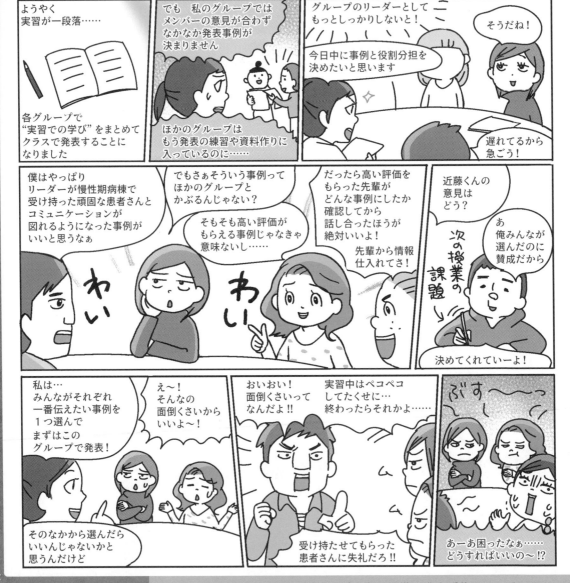

今回の学生：実習グループを束ねるリーダー・のり子。グループ発表の準備が進まず焦っている。

「ちからだめしテスト」は、これまでの学び（Lesson 1〜9）の集大成です！　下の問題をこれまで学んだ方法を使って解決してみてください！

ちからだめしテスト──マンガで振り返ってみよう！

　ようやく実習も一段落、各グループの実習での学びをまとめてクラスで発表することになりました（発表の良否は実習の最終評価にも影響するので、みんな必死に取り組みます）。のり子のグループではメンバーの意見が割れてしまい、なかなか発表する事例を決定できずに困っています。ほかのグループではもうすでに発表の練習や資料作りに入っているのに……。のり子はグループのリーダーとして焦ってきました。

　学校の授業で発表の準備として使ってよい時間には限りがあります。遅くとも明日の話し合いで発表する内容を決めてしまわないと、放課後残って準備をすることになるのです。のり子は "何としてでも明日の90分間で発表内容と役割分担まで決めるぞ！" と決心しました。そして、その翌日、グループで90分間の話し合いが行われました──。

参加者

リーダー：のり子　

メンバー：鎌田くん、岡野さん、

高木さん、木川さん、近藤くん

のり子　今日の90分間で発表の内容と役割分担を決めたいと思います。ほかの

グループはもう発表の練習や資料作りに入っているので、私たちのグループも追いつきましょう！

岡野さん　そうだね！　今日決まらないと、放課後の作業が多くなっちゃうからね。

鎌田くん　僕はリーダーののり子さんが慢性期病棟で受け持った頑固（がんこ）な患者さんとコミュニケーションが図れるようになった事例がいいと思うなぁ

岡野さん　でも、そういう事例って、ほかのグループとかぶるんじゃないの？　コミュニケーションの問題ってありきたりだから、"あんまり先生ウケしない" って先輩も言ってたよ

高木さん　そうだよね。どうせやらなきゃならないなら、そもそも、高い評価がもらえる事例じゃなきゃ意味ないよね

木川さん　（高木さんの話に割り込んで）だったらさぁ、高い評価をもらった先輩がどんな事例にしたか確認してから話し合ったほうが絶対いいよ！　これからみんなで先輩から情報仕入れて、明日話し合ったほうがいいんじゃない？　今日、いくら話し合ってもムダだよ

のり子　近藤くんの意見はどうですか？

近藤くん　（内職中。次の授業に提出する課題をこっそりまとめている）あ、俺みんなが選んだのに賛成だから。みんなで決めてくれていいよ。異議なし、異議なし

のり子　私は、みんなが受け持った患者さんとのかかわりのなかで一番伝えたい

学びを1つ選んで、まずはこのグループで発表！ そのなかから選んだらいいんじゃないかと思うんだけど

岡野さん 高木さん 木川さん
え〜！ そんなの面倒くさいからいいよ

鎌田くん
（怒って立ち上がる）おいおい、面倒くさいってなんだよ。受け持たせて

もらった患者さんに失礼だろ！ 実習中はペコペコしてたくせに、終わったらそれかよ

（みんなそっぽを向いて気まずい雰囲気になる）

皆さんならどんな方法でこの話し合いを進めていきますか？

▌解決策を思いつくだけ書き出してみましょう！

ヒント：Lesson 1 から Lesson 9 を見直してみよう！

write

解決策① ....

....

....

解決策② ....

....

....

解決策その1

メンバーはどのタイプに当てはまる？

まず、メンバーたちの気持ちの状態を分析しましょう（図）。人の気持ちの状態は4つのタイプに分けることができます（Lesson 8 で勉強しましたね！）。

解決策その2

ルールを決めよう！

ルールをつくる際に大切なことは、"グループのみんながエンゼルタイプの気持ちの状態で話し合えるようにするにはどんなことが必要か"を考えることです。

話し合いのルール

❶「うん、うん」と、発言者の目を見て

うなずきながら話を聴こう

❷自分と意見が違っても、人の話には割り込まず、最後まできちんと聴こう

❸自分の意見を言うときは、「私は〜と思う」とはっきり言おう（これをＩメッセージといいます。Lesson 3 で勉強しまし

ジャイアンタイプ	エンゼルタイプ
自分のことは全肯定するが、周囲のみんなを否定的にみている状態。「みんなは自分の思いどおりに動くはずだ」と思っている。	「自分は自分のまま、みんなはみんなのままでいい」。自分自身と、そして周囲のみんなと調和している理想的な状態。

ジャイアンタイプ

自分のことは全肯定するが、周囲のみんなを否定的にみている状態。「みんなは自分の思いどおりに動くはずだ」と思っている。

該当するメンバー

岡野さん：「でも」（人の意見を否定する）

木川さん：「〜したほうが絶対いいよ！」（決めつける）

➡他人の話に割って入ってきたり、独断的な発言をする

エンゼルタイプ

「自分は自分のまま、みんなはみんなのままでいい」。自分自身と、そして周囲のみんなと調和している理想的な状態。

該当するメンバー

のり子：意見が違う人の話も、きちんと最後まで聴く

鎌田くん：「僕は〜がいいと思うなぁ」

➡2人とも妥当な意見を提案している

デビルタイプ

自分も周囲のみんなも世の中も否定し、すべてに絶望している状態。「別に興味ないし、意味ないし」と、いろんなことを冷めた目でみている。

該当するメンバー

高木さん：「どうせやらなきゃならない」「そもそも」「意味ないよね」

岡野さん：「ありきたり」「先生ウケしない」（決めつける）

➡あいまいで根拠がないのに、人を不安にさせる言葉を多用する

のび太タイプ

「自分はダメなのに、みんなはスゴイなぁ」。自分のことは否定しているが、周囲のみんなはそのままでよいとみている状態。自己主張が弱い。

該当するメンバー

近藤くん：「みんなで決めてくれていいよ」「異議なし、異議なし」

➡主体性がなく、内職をしながら話し合いに参加している

※　岡野さんのように複数のタイプを移動する人もいます

たね！）

❹私語や内職はせず、積極的に話し合いに参加しよう

❺結論が出た後になって、それを覆すような意見は言わないようにしよう

ＮＧワード

こういう言葉は使わないようにしよう！
「でも」「どうせ」「そもそも」「意味ない」「ムリ」「ムダ」「忙しい」「わからない」「難しい」「みんなで決めていいよ」「面倒くさい」

＊ＮＧワードは、組織の状況に合ったものを入れると、効果的です。

また、正義感あふれる鎌田くんの発言の後、話し合いの場は"シーン"となってしまいましたが、このとき、のり子から「真剣だからこその発言だね。ありがとう」などの言葉があったら、場の空気はすぐに和んだかもしれません。このように、時に場の空気を読んだり、話し合いのルールをつくったりして効果的に話し合いを進めていく人を"ファシリテーター"（進行役）といいます（Lesson 8 で勉強しましたね！）。

この話し合いの場合、もう一つルールをプラスする必要があるようです。それは岡野さんの「先輩も言ってたよ」という発言への対策です。これはLesson 3 で紹介

した"WEメッセージ"の悪用スタイル。「だれだれも言ってたよ」のような主語がWEで不特定多数の人という場合、**人はとても圧力を感じるもの**なのです。

　私も娘から新しいゲームソフトをおねだりされるとき、よくこの"WEメッセージ"で攻撃されました。「だって**み～んな**持ってるんだよ。持ってないのは自分だけなんだよ！」と言われるとついつい、買わなくてはいけないように思ってしまいます。が、"ちょっと待った！"と思い直し、「みんなって？」と聞いてみると、意外と友達のるいちゃん１人だけだったりするのです。

　主語を「みんな」や「先輩」などにすると、相手を不安にさせてしまい、心理的に操作することができるようになってしまいます。だからこんな使い方はNGです！**WEメッセージは人をほめるときだけに使いましょう。**

　でも、岡野さんのように話し合いのなかでWEメッセージを悪用してしまう人がいる場合は……

❻WEメッセージの表現は、ほめるとき限定で！

という「話し合いルール」を加えましょう。

スペシャル技

近藤くんに内職をやめさせる一言→「近藤くん、書記をやってくれない？」

　近藤くんの内職（次の時間までに提出しないといけない課題をやっている）は気になりますよね。「ちょっと話し合いに参加して！」とズバリ言うのも一つの方法ですが、"コミュニケーションの達人"を目指す皆さんなら、こうしてみましょう。

　それは、「ねぇ近藤くん、書記をやってくれない？」とお願いしてみるというもの。これなら近藤くんを内職できない状態にさせ、気持ちよく話し合いに参加してもらうことができると思います。

　一石二鳥のこのスペシャル技、ぜひ使ってみてくださいね！

解決策その3
あいまいな事実は具体化する！

　岡野さんの「ほかのグループとかぶるんじゃないの？」「ありきたり」「先生ウケしない」や、高木さんの「高い評価がもらえる事例」という発言の部分は、書記の近藤くんにすかさず拾い集めて板書してもらうといいでしょう。これらはすべて"あいまいな推測"に基づいた発言なのです。こうした発言は人の不安をかきたてるので、話し合いの場のムードが暗くなります。

　この場合、あいまいな事実を具体化する必要もありますね。発表の評価基準について、担当の先生に「はかのグループとテーマが同じだと評価はよくなりませんか？」「評価が高い事例というのはあるんですか？」などと具体的に質問して、みんなの疑問を解消するのもいいでしょう。

ジャイアンタイプ、デビルタイプ、のび太タイプの人へ

　ふだんから雑談という形で人とコミュニ

ケーションをとることが多い人は、会議のような改まった場になると、照れ隠しでジャイアンタイプやデビルタイプの発言をしてしまうことがあります。「私は〜と思う」という Ｉ メッセージを使えば、「でも」と否定して相手の顔をつぶさなくても自分の意見は言えます。

のび太タイプの人は、"自分の意見なんて、たいしたことないから……"と発言をひかえてしまうことがあります。自分の意見に自信がもてないのは、これまで人に伝える機会が少なかったからだと思います。"人に伝えることで共感を得たりすることができたら、親密になることができる"きっと話すことが好きになると思いますよ。まずは一言でもいいので、自分の意見を口に出してみましょう！

実践あるのみ！

ちからだめしテストはいかがでしたか？実は今はまだスタート地点で、ここからが本番です。雑誌を見たり本を読んだりして"わかった"ことは、実践をとおすことでしか"できる"ことに変えることはできません。

本書は看護学生の事例をもとに展開してきましたが、すぐに社会に出ても通用するようなレベルの内容にしてあります。ここまで読んできた皆さんはすでに"コミュニケーションの達人"の立派な卵。自信をもって実践を重ねていってください。

皆さんが本物のコミュニケーションの達人になるまで、本書をボロボロになるまで活用してみてくださいね。わからないことがあったら、いつでも下記アドレスにメールで質問してください。私は皆さんをいつまでも応援しています！
E-mail : info@tn-succ.biz

一流のワザは
場所が変わっても
応用できるものなのよ

悩み解決
Q&A

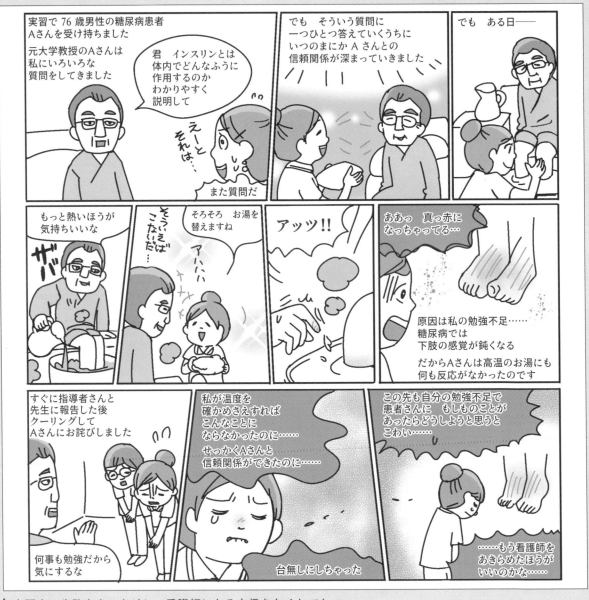

実習中の失敗をきっかけに、看護師になる自信をなくしてしまっているRさん。

看護学校には、途中でリタイアしてしまう学生が少なからずいます。その理由は様々ですが、膨大な学習量や実習の難しさによって、自分に自信をなくしてしまうことが多いようです。せっかくよい実習ができていると思っていたのに予期せぬインシデントに遭遇し、自信をなくしてしまうこともあります。

"資格だけをとって看護師をしない"という選択だってある

マンガの事例のRさんは、このことがあってからは"本当はもう実習になんて行ける精神状態じゃない"と落ち込みながら、でも受け持たせていただいた患者さんのことを思い、気持ちを奮い立たせて実習場へ向かったことでしょう。つらかったですね、そして本当に頑張りました。

一部の学生は、こういった困った状況が起こると体調不良を理由に休んだりしてしまいます。このようなピンチから逃げずに残りの実習を続けたRさんを、私は心から尊敬します。この件をきっかけに、Rさんは「実際 "看護師になって医療事故を起こすくらいなら、いっそのことならないほうがいいんじゃないか"」と思っていますが、これは自分を守るうえではとっても大事な考えです。そして、こうした「ヒヤリ・ハット」の経験から潜在看護師（看護師の資格をもっているが看護師として働いていない人のこと）になっている人もいます。

私は学生時代も看護師時代もたくさん失敗をしたので、Rさんの今の気持ちが痛いほどわかります。「看護師にならなければ医療事故を起こさない」、まったくそのとおりだと思います。つまり、看護師や医師という職業は、加害者になるリスクがほかの職業よりもグンと高いのです。普通に生きていたら、加害者になるおそれがあるのは車を運転しているときくらいではないでしょうか。これに比べて看護師は一日中、加害者になる危険と隣り合わせなのです。

こう考えると、あらためて看護職とはストレス値が高く、緊張状態を強いられる職業だといえますね。さらに、こちら側の身体の調子や精神状態が悪いとよりリスクが高まるので、まずは自分が健康でなければなりません。皆さんも知ってのとおり、健康とは単なる病気がない状態ではなく、心身ともに良好な状態をいいます。そうすると、「先生が授業で医療事故について話すのを聞いたり、雑誌で医療事故の記事を読んだりすると、このときのことを思い出し、怖くなってしまいます」という状態は、精神的には"健康"といえませんね。Rさんはこのインシデントが、ちょっぴりトラウマになっているようです。

こういう気持ちを引きずった状態で仕事をすると、ふだんよりミスが多くなってしまうかもしれません。でも、看護師になってからも大なり小なり失敗はあるものです。看護師という仕事をしていてヒヤッとしたことのない人は一人もいないと思います。厳しいようですが、これが現実なので

す。看護師はみんな小さなミスに落ち込み、反省し、「今度は絶対にくり返さないように」とやり方を工夫しながら頑張っているのです。こうやってストレス耐性と認識が高まっていき、勤務経験を重ねるごとにミスが減り、ようやく３年目くらいになると少し自信が出てくる。私の教え子を見ているとそんな感じです。

▌病院以外で働く選択

病院に就職した私の教え子のなかには、勤務時の緊張が強く、ドキドキがひどくなったり、軽い抑うつ状態になったりして病院以外の場所で働くことにした人たちもいます。

▌①企業の保健室

ある人は看護師の資格を活かして企業の保健室に勤めています。社員の心身の健康管理や職場環境を整えるのが主な業務です。社員の健康診断の時期はとても忙しいけれども、ふだんは健診で精密検査が必要といわれた社員に医療機関の受診を勧めたり、健康相談に応じるなどの仕事をしているそうです。最近は職場の人間関係に悩む社員の話を聴く機会も多いので、産業カウンセラーという資格を取得しようとはりきっています。

▌②保育園

ある人は保育園に勤めています。ふだんは０歳児の部屋で保育をしながら、園児の健康管理と園全体の衛生管理や保護者への健康教育などの仕事をしているそうです。「子どもたちが可愛くてとっても楽しいです」とイキイキ働いています。

▌その他

ほかにも、医療機器メーカーに勤め病院や施設で新商品の開発やプレゼンテーションをしている人、製薬会社で新薬の開発と営業の仕事に就いている人などもいます。いずれも"ずっと今の場所で仕事を続けたい"と燃えています。

こんなふうに、看護師の資格を活かせる仕事はたくさんあります。看護師として実際に患者さんにかかわるのも看護ですが、企業や地域で活躍することだって広い意味での大切な看護の仕事なのです。

看護師の資格をもっている人に対するニーズは今、急速に拡大しています。看護師は、いわゆる "つぶしが効く職業" なのです。**"つぶしが効く"というのは「働けるところが多く求人も多い」「その資格をもっているとできる別の仕事がたくさんある」**ことをいいます。世の中の景気に左右されない看護師という資格を手にしておくのは、現実的に考えてもとても有利だと思いませんか？

また、最近こんなこともありました。私の教え子のMさんは学生の頃、「資格は取るけど、私は看護師としては就職しない」と決心し、営業職として一般企業に就職しました。企業に４年間勤めた後、「やっぱり看護をしてみたい」と一念発起（いちねんほっき）。看護師として病院デビューをしたのです。会社員の経験は看護をするうえでとても役に立っていると今、彼女は言います。こんなふうに、人の気持ちも時が経つことで変わることもあるのです。

Rさんも今はインシデントのことがトラウマになっているかもしれませんが、日一日と必ず気持ちが癒されていきます。卒業

時、今のトラウマが癒やされ、"看護師としてやってみようかな"と思っていたら、病院や施設で働くと決めればいいし、怖い気持ちが強ければ、前述したリスクの少ない場所で働くことを選べばいいのです。「まずは資格を取って、それからじっくり考えればいいや」と、今はこんな感じでドーンと構えてみてはどうでしょうか。

「そのとき本当はどうすればよかったのか」と気持ちを切り替える

次にトラウマを解消するためにRさんにオススメしたいことは、「そのとき本当はどうすればよかったのか」という問いに答えを出すことです。問題のインシデントの場面を思い出し、「どうすればよかったのか」を思いつくだけたくさんノートに書いてみましょう。思い出すのがつらいと思うかもしれませんが、逃げてはいけません。逆にいえば、「どうすればよかったのか」がはっきりしていないから、失敗の場面を何度も思い出しているのです。

さあ、読者の皆さんも、これまで自分が「失敗した」という場面を思い浮かべて「どうすればよかったのか」を書き出してみましょう。

どうですか？ 実際に書いてみると、ドンドン元気が出てきたのではないでしょうか。皆さんがトラウマを抱えたときにはぜひ、「**本当はどうすればよかったのか**」、そして「**次はこうしよう**」と書くクセをつけてみてください。これができたら鬼に金棒です。様々な失敗体験は「次はこうしよう」という"リソース"*に早変わりしてしまいます。

実は、"あまり落ち込まない"という人は、失敗をリソースにするという気持ちの切り替えが早いものです。

［失敗から前進するためのステップ］——
「そのときの失敗を思い出すと怖い」
↓
「そのとき本当はどうすれば
よかったのか」
↓
「次はこうする」

「次はこうする」というのは、実習でいえば"具体的な行動目標"のことです。人がつらい場面を何度も思い出してしまうのは、「そのとき、本当はどうすればよかったのか」という問いに「次はこうしよう」という答えを見つけようとするためです。この答えが見つからないと、その出来事に"ケリ"をつけることができないので、何度も思い出してしまうという悪循環に落ち入ります。

問題のシーンを思い出すと怖いというところから、「失敗してしまった、本当に申しわけない。二度と同じことをしないように、この経験から学んでいこう」と、気持ちを切り替えていくことが大切です。

*資質、財産、経験など自分自身で活用することのできるもののこと。

患者さんに買い物や洗濯を頼まれたら、どうすればいい?

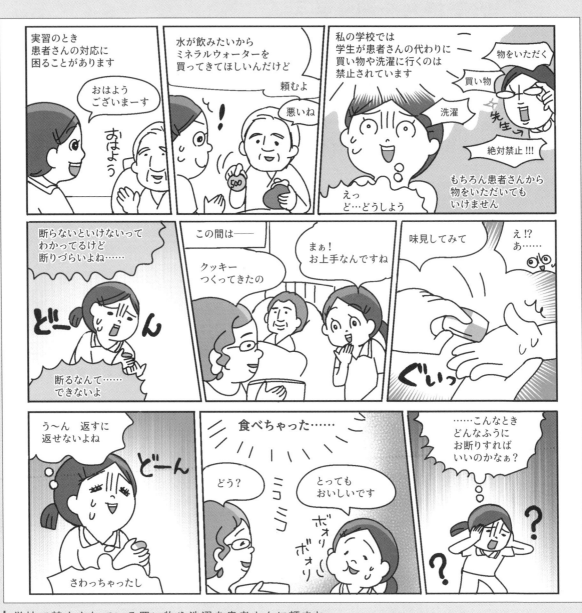

学校で禁止されている買い物や洗濯を患者さんに頼まれ、
困っているNさん。

人は“頼み事を断ること”に罪悪感をもつもの

実習では「あれはダメ、これもダメ」と、いろんな規則に縛られますね。なかでもNさんのように買い物や洗濯を頼まれるケースは多く、学生のほとんどが対応に困っていると思います。なぜ困るのかというと、実習のオリエンテーションなどで「買い物や洗濯は絶対に断りなさい！」と、何度も聞かされるからです。すでに皆さんの頭には「買い物・洗濯＝ぜったいダメ!!」と強力な否定のメッセージがインプットされているのです。

そのため、患者さんから「買い物してきてほしいな」と軽く言われただけで、「きたー！ マズイ、断らなきゃ！」とドギマギしてしまうのです。

また、人は「人の頼みはきいてあげたい」と思う、基本的にやさしい存在です。断るという行為に対して「あ〜あ、断って申しわけないなぁ」と罪悪感をもってしまい、余計に「どういうふうに患者さんに言えばいいんだろう!?」と困ってしまうのです。

「患者さんが満たしたい本当のニーズは何なのか？」をつかもう

ではどうすればいいのでしょうか？ 私のおススメは**人に何か頼まれたとき、“できるか／できないか”で考えるのをやめること**です。前述のとおり、人はできないことを頼まれたとき、申しわけなくて「断ることで頭がいっぱい」になり、「どんなふうに言ったら悪く思われないかな」ということばかりを考えてしまいます。**実はこのとき、患者さんのことを考えているようにみえて、本当は「悪く思われないように」と、自分のことばかりを考えているものです**。ここがポイントです。

断り方の良し悪しで関係が悪くなるのではないのです。**自分のことばかりを考えてやりとりするから患者さんとの関係が悪くなってしまうのです**。そうならないためには、患者さんのことだけを考える

ようにします。まずは患者さんのセリフにあらためて注目してみましょう。

患者さんは、「水が飲みたいから、ミネラルウォーターを買ってきてほしいんだけど」と言っているのです。下線の部分は患者さんの欲求、つまり言葉に表わされていないニーズです。Nさんはあくまでも患者さんのニーズを満たすことに徹すればいいのです。すると、買い物には行けなくてものどの渇きを解消することはできますね。また、患者さんはのどが渇いているだけでミネラルウォーターにこだわっていないのなら、病棟の食堂にあるお茶やお水、氷片などを提供することもできますよね。

要は、「買い物に行く／行かない」という行動レベルの選択ではなく、「**患者さんの本当のニーズは何なのか？**」をつかみ、

満たすようにすればいいのです。「患者さんが買い物をすることで満たしたい本当のニーズって何だろう？」と考えながら話を聴くと、患者さんにどうかかわればいいのかが見えてくると思います。**大切なのは、「買い物をどう断るか」ではなく、患者さんの本当のニーズを満たすことなのです。**

Ｉメッセージのクッション言葉＋(プラス)ベストな提案をしよう！

「患者さんの本当のニーズをつかむことが大切なのはわかった。でも、まず "買い物には行けないんです" って患者さんにどう伝えたらいい？」と思いますよね。それには**クッション言葉**を使いましょう。

接遇(せつぐう)の授業で習ったという人もいるかもしれませんが、相手にとって嫌なことを伝えるとき、**クッション言葉**をセリフの前に付けるとあまり相手をガッカリさせずに済みます。たとえば、あなたが友達から映画に誘われたのに断らなければならないとします。そんなときは、「**私もそれ、すっごく行きたいんだけど、その日は家族と出かける予定なんだよね**」。と、こんなふうにセリフの冒頭に入れ、「**今からあまりあなたがうれしくないことを言いますが、傷つかないでくださいね**」と、相手に心の準備をしてもらうようにするために使う言葉を**クッション言葉**といいます。相手は "映画に行けるか、行けないか" の答えの前に、あらかじめ "もしかして、行けないのかな" と思いながら聞けるので、断られるショックが和らぐのです。ほかには、「**大変言いにくいのですが……**」とか「**申しわけないのですが……**」「**恐縮ですが……**」など、これらもクッション言葉です。皆さんもきっと日常で使っているクッション言葉があると思います。

さらに私はＩ(アイ)メッセージのクッション言葉をオススメします。Ｉメッセージとは「私は」を主語にして自分の気持ちを伝える方法でしたね。例をあげてみましょう。

▌手術を控えて禁煙をしている患者さん
「売店でガムを買ってきてくれないかな」
「<u>私も代わりに買ってきたいのは山々なんですが</u>、学校で買い物の代行は禁止されているんです」

▌週末にお孫さんが面会に来る予定の82歳の患者さん
「あんた、学校の帰りに孫が喜びそうなおもちゃを買ってきてくれんか」
「<u>私もぜひお孫さんの喜ぶ顔が見たいのですごく残念なんですが</u>、学校で患者さんのお金を預かって買い物することは禁止されているんです」

アンダーライン部分がＩメッセージのクッション言葉の部分です。これならあなたの気持ちも伝えながら、相手のガッカリする気持ちをクッションで包むことができると思いませんか？ ぜひこの伝え方を、マスターしてくださいね！

さらに、**Ｉメッセージのクッション言葉にプラスしてベストな提案をするこ**

とができたら最高です！

「洗濯をしてきてほしいんだけど」とお願いされたら「**私も○○さんの洗濯をさせてもらいたいんですけど**、患者さんのお金を預かるのは学校で禁止されていて、一人では行けないんです。**でも、患者さんと行くのなら大丈夫なので、お散歩も兼ねてご一緒しませんか？ 今なら廊下からコスモスが見えてきれいだと思いますよ！**」。

こんなふうに伝えられるようになったら、もうPさんは“どう断るか”で悩まなくなりますね。ここまでできたら、もうコミュニケーションの達人レベルです。ぜひ、Iメッセージのクッション言葉にプラスしてベストな提案ができるような、皆さんになってくださいね！

▌学生時代、看護師時代の思い出

私もNさん同様、学生時代に患者さんからいただいたお菓子を食べてしまったことがあります。でも進んで頂戴したわけではなく、やっぱりNさんのように手のひらにのせられたりしたときには、ありがたくいただいてきました。

学校のルールはとても大事なものですが、私は縛られすぎもどうかなと思います。患者さんからお菓子や物をもらってはいけないというルールは、患者さんが医療従事者側に“何かあげなくては”などという気を遣わないようにするためのものです。つまり、患者さんを大切にするためのものですね。ルールだからといって、手にのせられたお菓子を「いえ、いただけない決まりになってるんで！」と、頑なに断るのは、正直どうかなぁと思います（これは私の一人言と思って聞いてくださいね）。

私が看護師をしていた頃、やはり同じようなことがありました。骨折で入院した高齢の患者さんが退院する日、高齢の奥さんがどしゃぶりの雨のなか、「本当にお世話になりました」と、プリンを20個買ってきてくれたんです。私は「病院ではお礼などは受け取れないので、お気持ちだけいただきます」とお断りしました。小さな身体に少し曲がった背中で、「ほんの気持ちですから」と言って何度も何度も頭を下げてプリンを差し出す高齢の奥さん。2人暮らしでは持って帰っても食べ切れずに多くを捨てることになるでしょう。どしゃぶりで傘を差し、片手に20個のプリンを持って旦那さんを介助して歩くのはとても大変です。そう思いながらも私は何度も断り、そのたびに奥さんは「どうかもらってください」と言う。こんなやりとりが何度か続きました。私はそのとき、「**このやりとりっていったい誰のためにやってるんだろう？**」と疑問に思いました。

もちろん、患者さんに気を遣わせたくはありませんから病院で物をもらうのはやはり禁止のほうがいいと思います。でも、このときは病院のつくったルールに機械的に縛られているようで、とても複雑な気持ちになりました。結局、私は「今回はありがたく頂戴します。でも今後は本当にお気遣いなさらないでくださいね」とプリンをもらいました。

大事なのは患者さんやご家族を大切にすることであってルールではありません。皆さんはどう考えますか？ このプリンの出来事は今も私の心に刻まれ、ルールで縛られそうになったときに「大切なことは何か？」と、振り返る大切なエピソードとなっています。

指導者に「もっとわかりやすく報告して!」と言われたら?

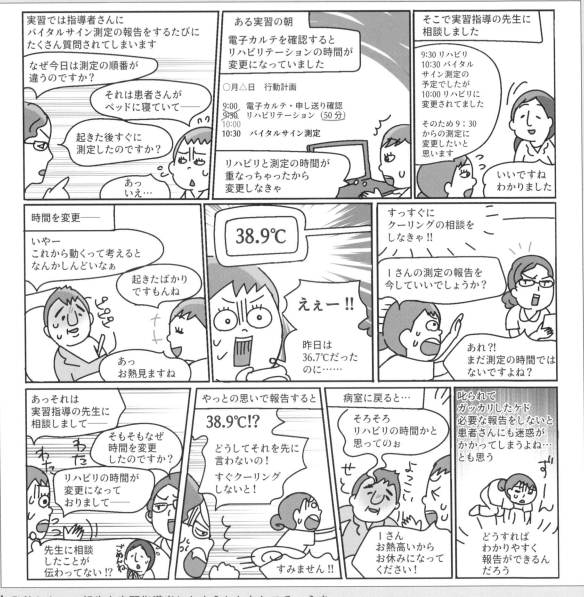

発熱とケアの報告を実習指導者にしようとしたところ、うまく伝わらず注意を受けてしまったSさん。

Sさんは実習中、報告に関して実習指導者に叱られました。でも落ち込むだけでなく、「必要なことを素早く報告できないと、何よりも患者さんに迷惑がかかってしまう」と考えたというのです。

私は何てすばらしいんだろうと思いました。どんなにへこんでも患者さん中心に考えられる心意気はすでに看護師そのものです！ Sさんはきっととてもステキな看護師になれると思います。

報告は5W1Hを意識して事前に整理してから伝えるべし！

指導者に何か報告することがあるとき、皆さんはどんなことを意識していますか。指導者が忙しくないタイミングを見計らってとか、敬語をきちんと使おうとか、失礼な表現はしないようにしようとか、身だしなみに気を配ろうとか……。そんなことが気になってドキドキしているのではないでしょうか。

もちろん、それらはとっても大切なマナーです。でも、1つ足りない要素があります。それは、"相手にわかりやすい報告をするための準備"です。たとえば、友達との会話を例に考えてみましょう。

✦あなたの友達が、「この前さぁ、友達と遊びに行ったんだけどさぁ！ それが超おもしろかったんだ!!」と、目をキラキラさせながら楽しそうに話しています。

✦その話、もっと詳しく聞きたい！ と、思ったあなた。さて、どんな質問をしますか？

「いつ？」「だれと？」「どこへ行ったの？」「何をして遊んだの？」「どんなところがおもしろかったの？」など、どんどん質問がでてくると思います。

それは上記の友達の話には、たくさんの情報が省略されているからです。「この前っ

ていつ？」「遊びに行ったってどこへ？」「友達ってだれ？」「いったい何をして遊んだの？」「超おもしろかったというのは何がどんなふうにおもしろかったのか？」など、前述友達の言葉には、いわゆる**5W1H（いつ、どこで、だれが、何を、なぜ、どんなふうに）の情報が欠けています。**

友達がいくら楽しそうに話してくれても、このセリフだけの情報では、聞いているこちらは"？（ハテナ）"だらけですよね。いろいろと質問し、情報が明らかになって初めて、「へぇ〜！ それはおもしろそう。私も行ってみたい！」と共感できる。「キチンと伝える」とは、そうしたものなのです。

「日常会話」と「実習中の報告」では情報伝達の方法が違う！

事例のように、人の話というのは様々な情報が省略されているので逆に「えっ！ いつ行ったの？ ディズニーシー!? いいなぁ、私も行きたかったなぁ！」なんていうふうに、どんどん質問することで会話が弾んでいきます。

こうした日常会話では、必要な情報が省略されていても何ら問題はありません。逆に「私、先週の土曜日11時に待ち合わせして、彼氏の佐藤くんとディズニーシーに

行って、○○（何を）というアトラクションに乗って遊んだら、すごく迫力満点でおもしろかった（どのように）」と理路整然（りろせいぜん）と話されると、こちらから質問することもなくなり、会話が盛り上がりません。日常会話はあいまい（情報が省略されている）でいいのです。それが普通だからです。

でも、**指導者への報告は、短時間で正確な情報を伝えなければいけません。**こういう場合は、逆に**５Ｗ１Ｈを省略せず**に具体的に話すようにしましょう。つまり、指導者に「もっとわかりやすく報告して！」と言われてしまったのは、Ｓさんが報告をするときに日常会話のようにあいまいに話してしまったからなのです。

報告をする前に、伝えたい用件の５Ｗ１Ｈを整理してから伝えれば、"素早くわかりやすい報告"をすることができます。いたってシンプルな解決方法だと思いませんか？

会話シートを使って、報告内容を事前に整理しよう！

実習や勉強で忙しい皆さんに、報告内容を記入するだけですぐに"素早くわかりやすい報告"ができるようになる会話シートをご紹介します。まずは相談者のＳさんの報告内容を５Ｗ１Ｈで整理してみましょう。

（**図 報告用会話シート**左）の今回の報告内容を見てください。こんなふうに、実際に報告する前に内容を整理するだけで、５Ｗ１Ｈが省略されずに具体的で正確な報告ができるようになります。もうこれで指導者から「もっとわかりやすく報告して！」と注意されることはなくなりますね。

優先順位を考えて報告しよう！

報告するとき、実はもう１つ大切なことがあります。それは**優先順位**です。Ｓさんは「どうしてそれ（熱が38.9℃もあるということ）を先に言わないの⁉」と指導者に注意されました。これを防ぐためには、**話す内容の優先順位を考えて報告する**ようにします。

Ｓさんはきっと、通常の検温の報告と同じように、報告をしてしまったのだと思います。でも今回は、「患者さんの熱が高い」という異常事態なので、通常の報告と同じではいけなかったのです。

まずは、**図**の今回の報告内容（左）と通常の報告内容（右）を比べてみることにしましょう。

通常の報告と今回の報告では、**何を（What）、どんなふうに・どういうわけで（How）、なぜ（Why）**の部分が違うことがわかりますね。緊急事態のときはこの３つの内容が通常とは異なるので、この

■ 今回の報告内容

５W１H	今回の報告内容
いつ（When）	9：30
どこで（Where）	病室で
だれが（Who）	私の受け持ち患者 I さんの
何を（What）	38.9℃という発熱の値を
どんなふうに どういうわけで （How）	急いで報告したい
なぜ（Why）	発熱しており、すぐにクーリングして解熱を図りたいから

■ 通常の報告内容

５W１H	通常の報告内容
いつ（When）	10：30
どこで（Where）	リハビリ帰室後、すぐ病室で
だれが（Who）	私の受け持ち患者 I さんの
何を（What）	検温の測定結果を
どんなふうに どういうわけで （How）	通常どおりに
なぜ（Why）	検温後は報告すると決まっているから

部分から先に報告するのがいいでしょう。

たとえば、「**患者さんが発熱しているので急いで報告したいのですが今、大丈夫ですか？**」というように切り出します。すると、指導者も "**通常の検温の報告とは違うのだな**" とすぐに緊急モードに入ることができるのです。

また、急いでいて５W１Hの報告の準備をする時間が確保できないようなときは、指導者のところへ行く途中で、頭の中で「**なぜ今、伝えたいのか？**」だけは最低限、**自問自答**してから報告するようにしましょう。すると、優先順位が高いということが、あなた自身の中でクリアになるので、言いたいことがしっかり伝わります。

さらに、あなた自身が焦ってしまい、"どうしよう、何て報告したらいいの!?" とパ

ニックになってしまったときは、"ちょっと待った！ 患者さんのために冷静にならなくっちゃ！" と自分に言いきかせて、大きく深呼吸をしましょう。患者さん思いの皆さんなら、すぐに冷静になれるはずです。

要するに、**究極の報告のコツは "指導者が聞きたいことを報告すること"** です。

今回のように患者さんが発熱していると、「氷枕で頭部を、アイスノン®で両腋窩を冷やしてきて。発汗してたら清拭もしてください」と、指導者は皆さんに指示をくれるでしょう。

つまり、皆さんは指導者が指示するのに必要な判断材料となる情報をもれなく伝えればいいのです。そのために必要なのが、思考の整理なのです。

悩み解決 Q&A 4

クラス最年長の社会人経験者の勝手なふるまいに迷惑している

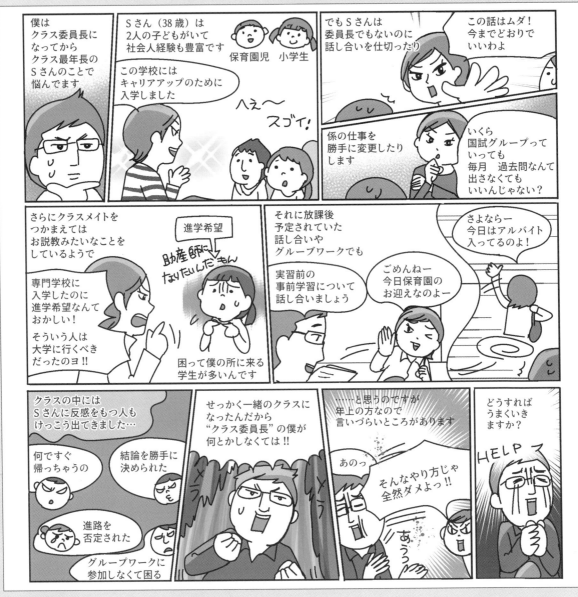

社会人経験者のSさんのふるまいについて、クラスメイトから相談をうけるTくん。

看護学校が高校までと一番違っていると
ころは、いろんな年代の学生がいるという
ことですね。同年代の学生ばかりで進展し
なくなった話し合いに、社会人経験のある
学生の意見が入ると目からウロコで、あっ
という間に解決することもあります。

でも反対に、年上の学生の強〜い主張に
クラスが仕切られてしまう……そんなこと
もあるようです。

Ｓさんはどうして自分の考えを押しつけるの？

Ｓさんが自分の考えを押しつけるのは
"自分は正しい"と思っているから。Ｓさ
んのセリフからもそれがわかりますね。「看
護学校に入学してきたのに、さらに進学を
希望して看護師をやらないなんておかし
い。そういう人は大学に行く**べきだ**」。こ
ういう表現をする人の考え方を "べき思
考" といいます。こういう人は「〜すべき」
「〜しなければならない」というように
物事を考えています。この思考は、まじ
めな人が多くもっています。

確かに、社会のルールや "こうあるべき"
という理想は大切です。ルールをきちんと
守る人や理想の実現に向けて頑張っている
人を見ると、こちらもキチンとやらなけれ
ば、という気持ちになりますよね。でも、
どんなに正しい考えであっても押しつけら
れると、人はイヤな気分になります。この
"べき思考" は、その人が育った環境や受
けた教育によって身につき、そして人生経
験を多く積むことによって強化されるもの
です。Ｓさんは、ほかの学生より人生経験
が長いぶん、余計にこうした考え方になっ
ているのでしょう。

また、Ｓさんには幼い子どもが２人いま
す。子育ての最中だということも、こうし
た発言の誘因かもしれません。幼い子ども

には「お友達とは仲良くしなくちゃいけな
いよ」とか「外から帰ったら手洗い、うが
いをしなくちゃいけないよ」などと教育し
ますね。つまり、Ｓさんは「友達とは仲良
く**すべき**」とか、「手洗い、うがいを**し
なければならない**」と子どもに教える立場
でもあるワケです。その延長で、Ｓさんは
「自分は年上なんだから、自分の歳の半分
くらいの学生たちにはいろいろと教えてあ
げなくちゃいけない」という親のような気
持ちで「〜すべき」を押しつけてしまって
いるのかもしれません。もちろん、ほかの
学生にとってＳさんは親ではないので、言
われるほうはたまったもんじゃありません
ね。でも、もしかすると、Ｓさんにとって
それらの言動は、よく捉えれば愛情からの
発信かもしれないのです。

確かに「〜すべきだ」という人の見方
が正しいということもあるでしょう。でも、
人はそれぞれに固有の時間を生きています。

たとえば皆さんがインフルエンザにか
かったとしましょう。苦しくて「こんなこ
となら予防接種を受けておけばよかった」
と、とても後悔したとしますね。するとま
だかかっていない人に、つい「絶対、予防
接種をしといたほうがいいよ！」とアドバ
イスしたくなると思います。でも言われた

人は、インフルエンザにかかっても軽く済むかもしれないし、その年はかからないかもしれません。でも高学年になったとき、「予防接種なんてしなくてもぜ〜んぜん平気！」とタカをくくっていたら突然発症して何日も実習を休み、単位を落としてみて初めて「あ〜あ、やっぱり予防接種したほうがよかったなぁ」と思うのかもしれません。こんなふうに、人はほかの人からアドバイスをされるより、**自分で経験したほうが教訓を得る**ことができます。人にはそれぞれ、**ものごとを経験するのにベストな"時"がある**ものなのです。

また、「〜すべきだ」と考えを押しつけてしまうことは、たとえ正しいことであっても、その人がいろんなことを経験する機会を奪ってしまうことにもつながるので、注意が必要なのです。

解決策その1
クラス委員長の仕事とは何かをはっきりさせる

　Tくんの悩みは、「Sさんは、委員長でもないのに話し合いを仕切る」「係の仕事を勝手に変更する」ことのようです。そこで皆さんに質問です。クラス委員長の役割ってどんなことでしょうか？

　皆さんもTくんの立場に立って考え、箇条書きでいくつか書き出してみましょう。

▌クラス委員の役割とは？

write

────────────────────
　　　　　　　　　　　　　　　
────────────────────
　　　　　　　　　　　　　　　
────────────────────

　書き出せましたか？　皆さんならきっとたくさん書き出せたと思います。たとえば……

●**クラスの話し合いの司会・進行**
●**クラスの役割や係の仕事の確認**
●**クラスで起こった問題の解決をリードすること**

……などでしょうか。

　それぞれの学校でクラス委員長の役割というものが決まっていると思いますので、確認してみるのもいいでしょう。もし、はっきりと決まっていなかったら、クラスで「**上記のような役割はクラス委員長がする**」とみんなで話し合って決めればいいと思います。

　効果的な話し合いをリードする人のことをファシリテーターといいましたね（ファシリテーターについて知りたい方は「Lesson 8」と「Ⅲちからだめしテスト」を見てね！）。

　たいていの学生は、上記のような役割は**クラス委員長の仕事**だと思っています。でも、Sさんはそうは思っていないというところが問題なのです！　改めてみんな（特にSさん）がクラス委員長の権限や役割をきちんと理解できるように、明文化しておきましょう。そうすれば、Sさんも暴走できなくなります。

解決策その2
Sさんと腹を割って話す

Sさんを説得するとき、できれば、Sさんの気分を害さないようなアサーティブ*な言い方ができたらステキですね。

たとえば、「**僕の·す·べ·き**（Sさんがよく使う言葉「すべき」を取り入れて、Sさんにペースを合わせます。言語ペーシング）**ことを代わりにやってくれて、ありがとうございます。これからは僕がクラスの話し合いや係の仕事の確認などをしっかりやるので、Sさんは·見·守·っ·ていてくださいね**」なーんて、こんなふうに言ってみてはどうでしょう。

私が看護教員時代に受け持ったクラスでも、実は同じようなことがありました。これはそのときのクラス委員長が実際にこんなふうに言ってうまくいったセリフです。ですからきっとTくんも、Sさんにうまく思いを伝えることができますよ。こんなふうに言えたらSさんのことも傷つけず、みんなの気持ちも守ることができますね。そして、さらに頼りがいのあるクラス委員長としてみんなに一目置かれるようになると思います♪

*相手の立場や意見、気持ちを考慮ながら自分の主張をすること（アサーティブコミュニケーション）

解決策その3
先生からSさんに「放課後の作業も大事な学習なので参加するように」と話してもらう

グループで放課後に残って作業しなければならないときに、保育園のお迎えやアルバイトのために帰ることが多いことに関しては、うやむやにしてはいけません。Sさんがこれ以上クラスメイトに反感をもたれないようにするためにも、きちんと参加してもらうようにしたほうがいいでしょう。また、どうしても帰らないといけないなら

ば、Sさんも「みんな迷惑かけて、ごめんね。よろしくお願いします」などと言ったり、申し訳なさそうな態度を表すことも必要です。

ただ、これはやっぱり教員でないと言いづらいことだと思います。Sさんを傷つけず、クラスメイトとの仲も悪くならないように伝えることができる先生を選んでうまく話してもらいましょう。

実習・学校生活で使える様々なコミュニケーションLESSONを教えて！

"看護が好き！"は最強の武器になる！

■看護は自分も周りも幸せにする！

　自分のハートと技術で患者さんをケアする"看護"というお仕事。患者さんが回復していく姿を間近で見ることができるのも看護の魅力のひとつです。たとえば、患者さんの髪の毛を洗ってドライヤーをかけるというようなケアをしただけなのに、患者さんに涙ながらに「ありがとう。本当にありがとう」と感謝されたりします。看護師はもちろん、仕事として報酬をもらいながら患者さんをケアしているのですが、ケアやかかわりなどを通じて"自分って人の役に立っているんだなあ"と、自己肯定感が高まるような場面が多くあります。

　医師や薬剤師など他職種に比べ、患者さんに最も近い存在である"看護師"。頑張れば頑張るほど、"看護っていいな"と自分もハッピーになり、**前向きな気持ちになれます。前向きな気持ちは仕事への熱意や向上心につながり、やがて自分への自信にもつながっていきます。**

　私は、看護師になってウン十年たった今でも"看護って本当にいいな"と思って仕事をしています。その姿を見て育った娘も、皆さんと同じく看護師を目指して勉強中で

す。"看護っていいな"という気持ちは、もしかすると伝染するのかもしれません（ちなみに、私は小学校低学年のときに読んだ『ブラック・ジャック』に登場する小さい女の子（ピノコ）の姿を見て、人のお世話をする人になりたいと思い看護師を目指しました）。

■看護されるという体験は私たち誰もが経験してきたこと

　私たちは、生まれてからこれまでに、具合が悪いときに誰かに看病してもらった経験がありますよね。そのとき皆さんには、看病してくれた家族の「早く良くなって」「楽になりますように」などの言葉や思いが伝わってきたと思います。その思いと同時に、呼吸が苦しいときは背中をさすってもらったり、お風呂に入れないときには身体を拭いてもらったりしたのではないでしょうか。看病されたときは、看病してくれる人のためにも"病気を早く治したい！"と、思ったのではないでしょうか。このように皆さんが今まで家族や周りの人にしたりされたりしたことが、もう"看護"なのです。これをプロフェッショナルとして

行っていくのが看護師です。難しいことでもなんでもないんですよ。

なぜ、"看護が好き"が武器になるのか

「好きこそものの上手なれ」という諺があります。どんな物事であっても、人は好きなことに対しては熱心に努力することができるため、上達も早いという意味です。好きという気持ちがあれば努力を努力と思わなくて済んだり、壁にぶち当たってもヒョイと乗り越えられたりします。患者さんのケアをして同時に自己肯定感も上げることができる看護の仕事を嫌いになることのほうが難しいかもしれませんよ（笑）。皆さんも実習を経験していくなかで"看護が好き！"と感じることでしょう。

でも、なかにはまだ"看護が好き"がピンとこないという人もいるかもしれませんね。でも大丈夫です。人間はロボットではありません。長い人生のなかで、私たちは自分自身が病気やけがをして看護を受ける側になったり、大切な人が看護を受ける側になったりします。人はそのとき、心から"ありがたい"と感じて改めて看護に目覚めたり、逆に"こんな看護師は良くない"とその人を反面教師にして、さらにより良い看護を追求したりするものです。焦らなくても"看護っていいな"はいつかやってきます。"看護っていいな""看護が好き"モードに早く入りたい！ という方は、実習を待たずにボランティアなど始めてみるのもおススメです。そしてぜひ看護学校の先生や実習指導者、周囲にいる看護師さんに"看護が好き"の理由を聞いてみましょう。いち早く看護の魅力をつかめますよ！

執筆

高橋 明美：TNサクセスコーチング（株）外部コーチ／公認心理師）

【profile】ウン十年の看護師生活をしながら公認心理師試験に合格した実績をもつ"人の話を聴くスペシャリスト"です。

学校生活

できる看護学生の"苦手な友達との付き合い方"

"できる看護学生"の人付き合いって？

私の考える"できる看護学生"は、**苦手な人とも上手に距離を保ちながら付き合うことができる人**のことです。そういう人は「苦手だからかかわらない」のではなく、その人との交流をとおして"相手を不愉快にさせてしまう言動や考え方"を学びます。こうして得た学びは、看護学校を卒業した後の人生でもとても役に立ちます。「苦手な人からも学ぶ」という姿勢で一生もののコミュニケーション能力を獲得していきましょう。

苦手な友達から学べること

苦手な友達とのかかわり方で悩んでいる人は、まずはどうしてその人を苦手に思うのか理由を明確にしてみましょう。「陰で悪口を言う」「先生におべっかを使う」「後ろ向きな発言ばかりする」など、その人を苦手な理由が様々出てくると思います。苦手だと感じる友達は、**あなたがふだん大切にしていることや、人として守るべきだ**

と思っていることと反対のことをしていませんか？ 苦手な人というのは、あなたが大切にしていることを教えてくれているともいえるのです。その人が苦手な理由を考えてみて「やっぱりこんな人、嫌だな」と思ったら、まずは距離を置いて、相手を深く観察するのに徹しましょう。考え方を学ぶことができるでしょう。

■自分の時間をどう使うかは自分で選べる

「みんなと仲良くしなきゃ」「みんなに平等にかかわらなきゃ」と考え、苦手な友達と距離を置くことをためらってしまう人もいるかもしれません。私も"人付き合いは平等にしなければ"と気にする時期がありました。そのような人は、ぜひ以下の言葉を唱えてみてください。

——あなたの時間は限られている。だから、ほかのだれかの人生を生きたりして時間を無駄に過ごしてはいけない。

アップル社の創業者、スティーブ・ジョブズの言葉です。時間が有限であることを、病院で働いていると強く実感します。「いいな」と思えない人に使っている時間はないのです。苦手な友達とかかわる時間より、お互いに尊敬できるほかの友達と過ごす時間を増やしましょう。自分の時間をどう使うのかは自分で選んでよいのですから。

■苦手な人との具体的なかかわり方

苦手な友達との付き合い方で悩んでいるあなたは、"相手を不愉快にさせない人付き合いのスキル"と"苦手な人と距離をとるスキル"を同時に獲得できるチャンスをもっているともいえるでしょう。この先も役に立つスキルの具体例をいくつか紹介しましょう。

まずは、苦手な友達だからといって無視せず、会ったときにはあいさつをしましょう。嫌な態度で接すると"返報性の原理"＊がはたらき、悪循環に陥ってしまう可能性があります。また、会話に困ったときは看護に関連する話をしましょう。看護学生は目指す職業が同じなのですから、共通の話題で話を続けてみるのをおススメします。相手の話に合わせてうなずき、こちらの考えや評価などは加えずにしっかり反応をすると、相手は不愉快に思いません。また、会話中に相手が自分の領域に踏み込んできていると感じたときは、学校だけの付き合いと割り切って、プライベートなことはできるだけ共有しないようにするのもひとつです。

これらの技術は案外、他の友達とのコミュニケーションでも無意識に使っているかもしれませんよ。前述したとおり人生は有限ですから、好きな友達との時間を増やすためにも今回紹介した技術を使って、苦手な相手と上手に距離を保てる"できる看護学生"を目指してみてください。

＊人から好意や敵意を受けた際、お返しをしなければならないと感じるはたらきのこと

執筆

刀祢 翔太（とねしょうた）：TNサクセスコーチング（株）外部コーチ／臨床工学技士
【profile】臨床工学技士として13年の経験があり、現在はTNサクセスコーチング（株）の外部コーチをしています。臨床工学技士をしながら過去に7年間、演劇活動も行っていました。現在は、一児の父として「仕事と育児を両方できる技士」として活躍しています。

できる看護学生の "怖い・苦手な先輩、先生" との付き合い方

怖い・苦手な先輩、先生との付き合い方って？

　入学してから皆さんは、クラスメイトや先輩、憧れの存在となるような看護師さんや先生、実習指導者さんや陰ながら応援してくれる事務員さんなど、きっとすてきな出会いが多かったと思います。その一方で、"苦手な人" との出会いもあったのではないでしょうか。前述の「苦手な友達との付き合い方」に引き続き、今回は「怖い・苦手な先輩、先生との付き合い方」について私と一緒に考えてみましょう。

頭ごなしに叱られたなどの経験が、怖い・苦手をつくる

　あなたにとって「怖い」「苦手」と感じる先輩や先生はどんな人ですか？　辞書には「怖い」の意味として、「それに近づくと危害を加えられそうで不安である」「自分にとって良くないことが起こりそうで、近づきたくない」などと感じることだと書かれています[1]。このような印象を受ける相手からはなるべく遠ざかりたいものです。でも先輩や先生と距離を置くことは難しく、だからこそつらい気持ちにもなりますね。

　もしかするとあなたがその人を「怖い」「苦手」と感じるようになったのは「怒られた経験」からではないでしょうか。頭ごなしに叱られたり、理由を聞き入れてもらえなかったりと、今でもあなたはその出来事に納得していないのではないでしょうか？

　先輩や先生などの目上の人に自分の意見を伝えるのはなかなか難しいことです。友達どうしのように心から "わかり合う" ことはできないかもしれませんが、相手がこちらの話を聞いてくれる余裕がありそうなときに、「実はこの前の叱られた件で、私には叱られた意味が理解できていない部分があるんです」と、アサーティブに伝えることをおススメします。すると、意外と先輩や先生のほうから「あのときはちょっとイライラしてて、冷たい態度をとってごめんね」なんて返事があるかもしれません。

　また、"怒り" は二次感情で、**相手が焦りやいら立ちなどの感情を抱いたときに、その感情を遠ざけるために怒っているともいわれています**。先輩や先生といえども人間ですからイライラしたり、忙しくて余裕がないときもあります。相手の怒りの原因が「自分にある」と思いすぎて萎縮（いしゅく）しすぎないようにしましょう。

あからさまに怒りをぶつけてくる人には、否定せず冷静に対応する

　このようなときの対処のポイントは2つです。**1つ目は、冷静になること**。怒っている人に対して、こちらも怒りの感情をぶつけてしまうと、さらにヒートアップさせてしまいます。まずは深呼吸をして、なぜ相手がそんなことを言っているのかを考え、自分自身を落ち着かせて冷静に対応しましょう。**2つ目は、言われたことを真摯に受け止め対処すること**。相手の言うことを否定せず、冷静に考えた結果、自分には非がないと思ったならば、相手が "二次感情" によって反応していないかを考えてみましょう。怒りが収まらないようならば時を変え、相手が冷静に話せるようになったときに交流すればよいのです。

患者さんも自分の病状などで心が揺れているときがあります。そんなときに、このような対処ができれば困ることはありません。"対人援助職"である看護師を目指している皆さんだからこそ、どんなときも相手の反応を冷静に判断できる人に成長してほしいと願っています。

【引用文献】
1) 松村明監：デジタル大辞泉，小学館.

執筆

大沼 住江：ハートランドしぎさん看護専門学校・専任教員／TNサクセスコーチング（株）外部コーチ

【profile】20 年以上臨床現場で働き、5 年前から奈良県のハートランドしぎさん看護専門学校の教員を務めています。自身の病気と手術の経験を授業に取り入れながら、看護を教えています！

学校生活
できる看護学生の恋愛事情──まずは自分を好きになろう

■恋愛も勉強もできる看護学生

私の思う、できる看護学生とは、恋愛と勉強を両立できる人のことです。

そんな学生のモデルには、『ハリー・ポッター』シリーズのハーマイオニー・グレンジャーや『スパイダーマン』のピーター・パーカーを思い浮かべる人も多いのではないでしょうか。2 人が魅力的なのは、恋愛をとおして自分と向き合い人として成長していく様子が描かれていることが、理由の一つだと思います。ぜひ、皆さんも恋愛を通して、人としても成長してほしいと思っています。

■恋愛は、人との接し方を学ぶ機会

家族以外に自分のことを好きでいてくれる存在がいるという事実は、何よりも幸せなことです。互いに関心をもちあう恋人がいる日常は、日々の心の支えになってより勉強と実習を頑張ることができます。2 人で共有している時間は、楽しくうれしい気持ちでいっぱいになりますよね。デートや記念日の過ごし方について計画を立てると

きなど、互いのことについて話す機会が増えますね。好きなこと、大切にしていること、考え方など、恋人とのやりとりをとおして自分自身のことを強く知る機会にもなります。恋人の他人に接する態度がすてきだなと、自分自身のモデルとする人もいるでしょう。

一方で、恋愛中は楽しい時間ばかりではありませんよね。長い間一緒にいるとどうしてもわがままが出てしまったりして、恋人とけんかになり忍耐力を試されることもあります。

私は、恋人がつくってくれた料理にダメ出しをしたことで過去に苦い経験をしたことがあります。そのときは「文句があるなら食べなくていい！」と言われ、けんかになりました。私は当時食に対するこだわりが強かったことから、ついつい"こうあるべき"という考えを恋人に押し付けてしまっていたのです。相手を大切に思う気持ちがあれば、一生懸命につくってくれた気持ちを尊重して「ありがとう！ 一生懸命につくってくれてうれしいよ！」と伝える

ことができたでしょう。

　恋人とのコミュニケーションによって、自分が人にどういう態度をとっているのか深く知ることができます。感情的になって互いに言い過ぎてしまい、傷つけたり傷ついたりすることもありますが、自分の痛みを知ることで初めて、人の痛みにも共感できるようになります。恋人どうしでいたいと思ったら、けんかをしたときには、相手からのフィードバックを受け止めて自分のよくないところは改善していかなければ、関係性は続きません。恋愛は、恋人をとおして自分と向き合い成長できる、また相手を大切に思う気持ちを学ぶ機会になります。

▎恋愛を成就するには、まずは自分のことを好きになろう

　恋愛中は、恋人のことを「大好きだ」「愛している」という気持ちがあふれますね。逆に自分のことを恋人と同じくらい「大好きだ」「愛している」と言える人はどれくらいいるでしょうか。

　世界的ベストセラーであるエーリッヒ・フロムの著書『愛するということ』のなかで、フロムは「自分を愛することと他人を愛することは、**不可分の関係***にある」「自分の個性を尊重し、自分を愛し、理解することは、他人を尊重し、愛し、理解することとは切り離せない」と言っています。つまり、**自分自身のことを愛せない人は他の人のことも愛せない**、としているのです。けんかをしても自分のことも好きでいることが重要です。

　また、恋愛については「他の人間と完全に融合したい、一つになりたいという強い願望である」とも言っています。相手のことを尊重しすぎて自分のことをおろそかにしたり、逆に自分のことばかりで相手のことを尊重しないでいたりすると、本当の意味で好きな人と一つになることはできません。

　恋愛を成就させるには、まずは**自分を好きになることが前提になる**。深いですね。

*分けられないほど、密接に結びついていること

┃執筆┃

刀祢 翔太：TNサクセスコーチング（株）外部コーチ／臨床工学技士

学校生活
恋愛と勉強の両立はどうする？ 彼氏・彼女との適切な距離

▎恋愛中は"認知のゆがみ"に気をつけて！

　この本を読んでいる皆さんのなかには、彼氏・彼女との付き合いが長い人、あるいは短い人、「現在、彼氏・彼女を募集中です！」という人など、いろいろな状況の人がいることと思います。

　今回、私が皆さんに伝えたいことは、毎日忙しい看護学生のなかにも、彼氏・彼女との付き合いをおろそかにせず、かつトップクラスの成績を収めて、国家試験にも合格する人がたくさんいるということです。そして、ぜひ皆さんにもそうなってほしいと思っています。しかし、なかには恋におぼれて、勉強や学生生活のほうがおろそか

になり単位を落としてしまう、はたまた国試にも合格できないという人もいるかもしれません。

「自分もそうなってしまうかも……」と危機感を覚える人がいたら、私はこう伝えたいです。「恋は盲目！ "認知のゆがみ"に注意せよ!!」と。

"認知のゆがみ"があると真実を見極められない

彼氏や彼女がいると、うれしさのあまり、一緒にいることがこの世で一番の幸せのように感じてしまいます。そのようなときに陥りやすいのが"認知のゆがみ"です。"認知のゆがみ"とは、物事の見方やとらえ方がゆがんでいる、偏っている状態を指します。

私が学生のコーチングを行った際に出合ったゆがみ（葛藤）の内容は、「テスト勉強をしなければいけないけれど、彼からの誘いを断ったらフラれちゃうかも」「彼女からのメッセージにすぐ返信しないと嫌われる」などです。皆さんにも思い当たる節はありませんか？　かくいう私も看護学生の頃は、勉強よりも彼氏とのデートを優先していました。その結果、終講試験は赤点の嵐となりました（笑）。結局、再試験の勉強のほうが大変で時間がなくて恋人と会えなくなる、というのを繰り返していました。

「会わないとフラれる」「連絡しないと嫌われる」という考えは、これから悪いことが起こるという"先読みの誤り"であり、"認知のゆがみ"による決めつけ（A＝B、例：会わない＝フラれる）でもあり、真実ではありません。

自分への自信のなさから、物事の見方をゆがめてしまうと、逆に自分自身を苦しめてしまうことになるのです。私は学生時代に赤点をたくさんとって、このことを学びました。

"試験勉強と彼氏への電話、どっちを優先する？"と葛藤したときには、一歩立ち止まって「私の認知、大丈夫？」と自問自答してみましょう。それだけでずいぶんと判断が変わってくると思いますよ。

自分を律することで、共に頑張れる彼氏・彼女、友達を見つけることができる

たとえば試験前、あなたが友達を遊びに誘ったら「私たちは人の生命に携わる看護師になるんだから、やっぱり勉強しようよ」と断られたとしましょう。あなたはその友達を嫌いになりますか？　むしろ、自分を律することができるその友達を「かっこいい」と見直すのではないでしょうか。

人は流されやすいものです。だから、誘惑に負けずに頑張っている人に憧れるのです。「会いたいときに会ってくれないなら別れよう」と言って、足を引っ張るような人との付き合いは"本物"ではありません。相手のやらなければいけないことを応援するのが本当の愛情であり、友情です。「類は友を呼ぶ」ともいいます。あなた自身が自分を律することができれば、同じような考え方の彼氏や彼女、そして友達が集まってくるものです。

共に頑張れる人たちと看護学校生活を有意義に過ごして、国家試験にも合格し、あこがれの看護師になりましょう！

執筆

大沼 住江：ハートランドしぎさん看護専門学校・専任教員／TNサクセスコーチング（株）外部コーチ

患者さんとの会話ヒント

　実習中、"受け持ち患者さんと何を話したらいいの？"と、困ってしまうことがありますね。まだ実習が始まっていないという人も、患者さんとのコミュニケーションに漠然とした不安を抱いているのではないでしょうか。実は受け持ち患者さんとの会話には"準備"が大切。患者さんに会う前に、会話の準備をしておきましょう。

患者さんと信頼関係を深める会話のヒケツ

Q Ａさんからの相談
「患者さんと話すとき、話題は何でもいいんですか？」

　クラスメートのカオル（仮名）は、患者さんと話すのが得意です。昨日の出来事やテレビ番組の話など、高齢の患者さんにも憶することなく話しかけます。私は患者さんの前だと緊張して、とてもそんなふうには話せません。カオルを見ていて、"その話題って、患者さんとはどうなのかなあ？"と感じることもありますが、患者さんはニコニコとしていて楽しそうなので、それでいいのかな、と思います。でも、何だかしっくりこないんです。私は、会話が弾むカオルがうらやましくて、そんなふうに感じてしまうのでしょうか？

A 雑談がうまくても「話し上手」とはいえません。相手と信頼関係を深めるには「話の質」が重要なんです。

　患者さんと自然にお話ができるなんて、カオルさんはステキですよね。学生の頃は患者さんの胸に飛び込んで、いろんなお話をするのがいいと思います。

　でも、あなたが"その話題って、患者さんにはどうかなあ？"と感じた気持ちもとっても大切。もしかすると、高齢の患者さんならお孫さんを見るような"微笑ましい気分"で、カオルさんの話を聴いてくれているのかもしれませんね。うらやんで

図1　会話の種類

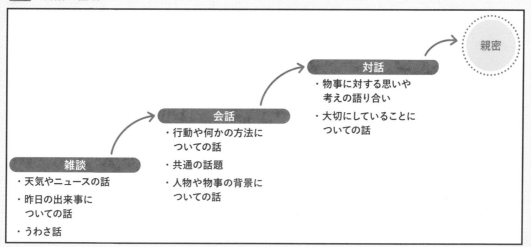

るというより、今のあなたはカンが鋭いのだと思いますよ。

図1のように、会話には種類があります。この図は、右上にいくにつれて親密さが増していきます。会話にはこんなふうに分けて考えると準備しやすいです。「話す相手と親密になりたいときには"対話"を」「旅行中、席が隣になっただけという人とは"雑談"を」というように意識すると、相手とほどよい距離を保つことができます。

患者さんとの信頼関係を深めるには、思いや価値観のやりとりである"対話"をすること

前ページのAさんの質問の場面だけでいえば、カオルさんの話は雑談です。雑談が悪いというわけではありません。でも、思いや価値観をやりとりする対話のほうが、深い信頼関係を結ぶことができます。

たとえば、皆さんは「同じアーティストが好き」という友達とはすごく仲良くなれ

ませんか？　そのとき、「曲の歌詞がとても好き」だとか、「励まされているような気持ちになる」とか、思いや価値観が同じだと、さらにわかり合えますよね。この思いや価値観のやりとりを対話としましょう。

もちろん初対面で緊張しているときは、雑談をすることでリラックスできます。また、悲しい気持ちを悟られたくないときなども、雑談は気楽なコミュニケーションの方法となります。でも、皆さんは白衣の天使の卵です。患者さんとより深い信頼関係を結べたら、とってもステキですよね。

これからは、こうしてみましょう。カオルさんのいいところは取り入れて、まずは気軽な雑談ができることを目指します。雑談であなたも患者さんもリラックスできたら、だんだんと会話へ、最終的には対話へと発展させていけるようになりましょう。こんなふうにできたら、本当の意味での話し上手になれるのです。

「会話シート」で会話の準備をしよう！

"患者さんの情報収集に一日を費やしたにもかかわらず、結局何を話したらいいのかわからない……"こんなことはありませんか？ 情報は収集するだけでは活用できません。会話に活かすことができるように整理する必要があるのです。残念ながら、患者さんの前に出たら突然話題が豊富になっていた……なんてことはありません。ですから、"どんなことを話そうかなあ"と、事前に考えておくことが大切なのです。

「そんなことしなくても会話に困ったことはないし」という人もいるかもしれません。でも、そう思っている学生のなかには、患者さんが気遣って話しかけてくれているということに気づいていない人も多いものです。足浴などの「看護行為」は事前学習をするのに、「会話」は事前学習も準備もしないというのは考えてみると不思議なことなのです。

事実、事前に話すことを考えてコミュニケーションを図ったら、会話が弾んだという学生がほとんどです。実は、口ベタと思っていたのは単なる準備不足だった……ということがほとんど。でも、実習中は記録や事前学習などやることがいっぱいですよね。できれば、収集した患者さんの情報の整理と、会話の準備をいっぺんにしたいものです。そのとき役立つ、とっておきの「会話シート」（図2、124ページ）を紹介しましょう。患者さんとの会話にも事前準備は必須です！ この「会話シート」をぜひ活用してみてくださいね。

「会話シート」の使い方

「会話シート」の「天気の話」や「ニュースの話」は雑談に、「共通の話」や「背景」は会話に、「思い・価値観」や「Ⅰメッセージ」は対話に当てはまります。

会話する前に「会話シート」を記入しておけば、患者さんの前で会話に困るということはないでしょう。もしこの「会話シート」をベッドサイドに持って行くことができなくても、ゴロ合わせ「天使に愛の思いは共通」で覚えておけば大丈夫です！

さらに実際の患者さんとの話がどんなふうになったかを書き込んでいきましょう。すると、患者さんの言葉のなかから新たな「思い・価値観」や「背景」を発見できたりします。それらは、対話へと話が発展するきっかけとなります。

「会話シート」に記入し、会話の準備をしておいても、全然話すことができないというときもあります。たとえば患者さんの容態が悪い、または精神的に落ち込んでいるようなときです。体温や血圧を測ったらすぐに「失礼しました」と立ち去りたい……その場所に居づらい雰囲気のときは、いったいどうすればいいのでしょうか。

私はそんなときこそ、皆さんに患者さんのそばにいてほしいと思うのです。皆さん

看護学生はまだ、患者さんに注射をして痛みを軽減したり、からんだ痰を吸引して呼吸を楽にしたりといったことができません。"患者さんに何もしてあげられない""こんな自分が患者さんのそばにいても役に立たない"と、涙が出るときもあるかもしれません。私も学生の頃はそんなふうに思っていました。でも、そうではないのです。

私には子どもを病気で亡くした経験があります。救急外来で息を引き取った子どもを抱き上げたとき、とても恐ろしかったことを覚えています。"今からどうなってしまうのか、自分が壊れてしまうのではないか、私にはこんなにつらいことが乗り越えられるのだろうか"と、全身の震えが止まりませんでした。そんなとき、"一人になりたい"という気丈な人もいるでしょう。でも、ほとんどの人には黙ってそばにいてくれる人が必要だと思います。私には、姉がただ黙ってそばにいてくれました。めったに泣き顔を見せない姉の頬に一粒の涙がこぼれたとき、"ああ、私のせつなさをわかってくれる人がいるんだ"と恐怖が和らぎ、何よりも癒されたことを覚えています。

患者さんに "寄り添う気持ち" を学んで

私たちは、患者さんが病と闘う姿から実際の病態や看護を、学ばせていただいています。学校で勉強した知識は主に頭に記憶されますが、忘れるのも早いものです。"患者さんのために何ができるのか、どんな気持ちで患者さんのそばにいたらいいのか"という悩みや、目の前で病と闘う患者さんの姿は主に心に記憶されます。そして人は、心に記憶したことはなかなか忘れません。

あなたは人生において大切なことを、自分の親や、患者さん、世の中から学びます。そして、あなたにもまた、その学びを後世に伝えるべきときがやってきます。そうして、命のバトンは受け継がれるのです。あなたがバトンをもらうことで、前走者である患者さんの "走り" が活きてくるのです。確実に、自信をもってバトンを受け取ること、それがあなたの役割です。

ですから "苦しむ患者さんに何もしてあげられない" と自分を卑下するのはやめましょう。謙虚になるということは、自己を卑下することではありません。そして何をしたらいいのかわからないけど、とりあえず患者さんのそばにいることを "寄り添う" ともいいません。あいまいな気持ちを "寄り添う" という言葉でごまかしてはいけないのです。私は "寄り添う" とは、患者さんの気持ちを汲み取りながら患者さんの言動を評価せず時間を共有すること。そして大切な出来事を共有してくださった患者さんの生き様や言動、立ち居振る舞いから学び、命のバトンを受け継ぐという「あり方」ではないか、そう思っています。

偶然ではなく、深い縁であなたと患者さんは出会ったのです。あなたでなくてはならなかったのです。それを信じ、おごることなく、かといって卑下することもなく誠実に、患者さんの傍らにいましょう。

図2　会話シート write ＊「患者さんの情報や自分の気持ち」「実際の声かけのセリフ」に書き込んでみて。

ゴロ	項目	内容の例	患者さんの情報や自分の気持ち	実際の声かけのセリフ
雑談 天使	天気の話	♥お天気や気候・季節の話：「雨が上がりましたね」「寒くなりましたね」「今日は蒸しますね」「すっかり夏ですね」「いい風が吹いていますね」など	例）暑がり	例）「窓を開けましょうか」
に	ニュースの話	♥テレビで話題のニュース、事件や世相などの話 ♥患者さんに起きた出来事の話 ♥火曜日に検査がある：「検査について心配なことはありますか」 ♥家族がお見舞いに来る：「今日、ご家族がいらっしゃいますね」	例）整形外科受診は木曜日など	例）「整形外科に行くのでお散歩も兼ねませんか」
対話 愛の	Ⅰメッセージ＊	「私は～です」：主語を"私"で始めて気持ちを伝える ♥患者さんの具合がよくなってうれしい気持ちなどを伝える：「○○さんがお元気だと、私もうれしいです」「○○さんと車椅子で、お散歩に行けたらいいなと思います」など ♥自分の考えや思いを伝える：「私は誰かの役に立つ仕事がしたいと思って看護師を目指しました」「身体を動かすのが大好きなんです」など	例）患者さんは遠慮がちな性格	例）「何でも言ってください」と伝える
思い	思い・価値観	♥皆さんはなぜ看護師を目指したのですか？ この問いの答えが"思い"です。何か行動するときでも、なぜそうしたいのかという理由がありますね。この「なぜ」の答えに当たるものが"思い"であり、価値観でもあります。	例）家族をとても大切に思っている	例）「どんなご家族なのですか」
会話 は	背景	♥生まれ育った環境や年代など。たとえば生活習慣病とされる疾患をもつ患者さんは、文字どおり"生活背景"が病気の原因だったりします。	例）「食事を残すのは戦争で亡くなった兄弟に悪い」と言う	例）「大変な時代だったのですね」
共通	共通の話	♥出身地、血液型、趣味や持ち物、好きな食べ物が同じなど、共通点があると親近感がわきます。	例）野球が大好き	例）「どのチームのファンですか」

＊Ⅰメッセージについてもっと知りたい人はLesson 3（22ページ）をチェック！

うまく話そうとするのはやめて、まずは“緊張している自分”を受け入れよう

皆さんは“コミュニケーションを図るには、話すことが一番大事”と思っていませんか？ 私もコミュニケーションの勉強をするまではそんなふうに思っていました。でも今は、口下手な人のほうが対面する人と深い信頼関係を築けるんじゃないかなぁと思っています。いったいなぜだと思いますか？

口下手な人というのは内向的な性格のことが多いですが、こうした人は、“こう言ったら相手は嫌な気持ちになったりしないかな”“おもしろくない話だと思われないかな”など、人と話す前にいろいろと考えてしまいます。その結果、口数が少なくなり、ますます沈黙が多くなる……と、こんなことを繰り返してしまいます。

内向的な人は相手の表情やしぐさ、態度の変化などを敏感にキャッチする能力が高いので、一言話しかけては相手の反応を観察します。そして、ちょっとでも相手の表情が曇ろうものなら、話を即座にストップします。

でも実はこれ、悪いことではありません。人と話すうえで、**相手の表情や態度のちょっとした変化を見逃さないことはとても大切**なことなのです。

逆に、話し上手な人は自分が話すことに夢中で、この能力不足に気づいてない人がたくさんいます。結局、相手の深い感情を察することができなければ、人と信頼関係は結べません。ですから相手の気持ちを察する能力が高い内向的な人のほうが、人と深い信頼関係をつくりやすいといえます。

楽しく会話していると思っても、雑談止まりというのでは、看護学生としてはちょっともったいないなと思います。

“緊張したくないのに緊張してしまう”という悩みはどうやって解決するか？

“緊張したくないのに緊張してしまう”を解決するには、ズバリ緊張している自分を受け入れることです。**緊張しているのに“緊張しちゃいけない”と思うことは、心と身体がバラバラの反応をしている状態**（不一致）です。緊張している自分に向かって「緊張しちゃダメ！」と命令すると、身体はとても混乱します。そして命令すればするほど、ますます緊張してしまうという悪循環に陥ります。皆さんも、きっと同じような経験を何度かしたことがあるのではないでしょうか。

緊張が強いという人は、患者さんと話すとき、次のようにしてみてください。

「私は人見知りで、緊張してうまく話せないかもしれません。気分を害してしまったらすみません」。

こんなふうに患者さんに自分の状態を伝えてからコミュニケーションをとるようにすると、ハードルが下がり緊張がほぐれてきます。

そして、次に心のなかで自分に魔法の言葉をかけましょう！「緊張したっていいよ。これがホントの自分なんだから、許してあげよう」

これは私が以前、テニスの試合で国体に

出場したとき、ガチガチに緊張している自分に対して使っていた「許しの言葉」です。

「緊張したっていい」と自分を許すと、心で思うこと（緊張してもいい）と緊張している自分の身体が一致しますね。すると、だんだんに緊張はとけていきます。効果は私が保証します。"緊張している自分を許す"、まずは試してみてくださいね。

会話の準備をしよう

「緊張したっていいって自分を受け入れるのが大切なのはわかった。でも、患者さんと話すときの話題はどうしたらいいの？」という人は、図2 の会話シートを使ってみましょう。話題の内容がバランスよくなるように、組み立ててみてください。実習の事前学習と同じように、会話も何を話そうかと準備することでとってもスムーズにできるようになります。

▎対象別に話題作りをしよう！

● 子どもとコミュニケーションを図りたいなら……

➡ その子が見ていそうなテレビ番組やアニメをいっぱい見てみよう

✦ 128 ページの「小児期（幼児期～思春期）の患児との会話ヒント」を見てね！

● 高齢者とコミュニケーションを図りたいなら……

➡ 図書館で歴史年表を調べ、その方の生きてきた時代背景を探ってみよう

✦ 131 ページの「高齢者との会話ヒント」を見てね！

特にその方が自分と同じ歳の頃、社会でどんなことがあったのか、調べてみるのがいいと思います。すると、"あぁ、今の社会とこんなにも違うんだなぁ"と対象への理解が深まると思います。

➡ カラオケに行ったときはその方の青年期に流行した歌をかけてみよう

✦ 131 ページの「高齢者との会話ヒント」を見てね！

カラオケは年代別にヒットメドレー曲がまとめてありますよね。聴いてみると、案外、最近の歌手がカバーしていたりして「あ、この曲知ってる！」なんてことがあります。すると「○○さん、○△っていう曲、よく聞かれました？ 私、大好きなんですよ」、なーんて会話が広がっていきますよ。

質問を準備しよう

　あなたは、「今日のお昼ごはんは何を食べましたか？」と聞かれたら、「あっ、お弁当です」と、すぐに答えますよね。

　人には"質問反射"というものがあり、質問されると、つい答えなくちゃと思うものなのです。この反射を使って、さらに会話の幅を広げ質を高めていきましょう。

開かれた質問（オープンクエスチョン）をしよう

　患者さんにどんな質問をしようかなぁと準備をするときは、回答が「はい」や「いいえ」で終わらないような開かれた質問（オープンクエスチョン）にすると会話が弾みます。

　「入院前、お休みの日はどんなことをして過ごしていたのですか？」「どんな趣味をおもちですか？ それはどんなふうなところが楽しいですか？」など、患者さんが自由にたくさん話せるように質問するようにするのが、開かれた質問（オープンクエス

チョン）です。

　まずは開かれた質問がたくさんできるような"聞き上手"になりましょう。

会話の準備や質問の準備については、この後に続く「小児期の患児との会話ヒント」「高齢者との会話ヒント」を読んでください。実践的でとても参考になりますよ！

小児期（幼児期〜思春期）の患児との会話ヒント

発達段階の特徴

【幼児期】身体の仕組みやはたらきが成人に近い状態にまで成長してくる時期です。語彙も増え言語の獲得途中にあるほか、社会生活を営むうえで必要となる基本的な生活習慣（食事、排泄、睡眠、清潔）など、生きていくための基盤ができます。

【学童期】身体的発育が進み、特に身長などが大きく伸び、運動機能が発達します。家庭から、学校や地域へと生活の場が広がり、読み書き、計算などを獲得していくほか、集団生活や遊びのなかで社会性を学んでいきます。

【思春期】性ホルモンの分泌促進により、男女ともに第二次性徴を迎え、成人と変わらない体つきを獲得します。精神的発達も急速に進み、親からの精神的自立を目指します。子どもから大人への移行期にあたり、身体と心の発達のアンバランスに悩み、試行錯誤する時期でもあります。

表 幼児の言葉の特徴・語彙量

年齢	成長発達段階ごとの言葉の特徴	語彙の量
1歳	1つの単語のみの一語文（1つの言葉が様々な文脈で使用され、異なる内容を意味している）。	数語
1歳後半	二語文。「ブーブ（車）とって」のように、2つの語をつなぐことができる。1歳半〜2歳にかけて語彙が増え、多語文となる（形容詞をつけるようになる）。	急激に増加
2歳	動詞の活用ができる。2歳半以降、複文（述語が2つ以上ある）が使えるようになる（例：「暑いから脱ぎたい」）。	200〜300
3歳	話し言葉の基礎ができる。自分の姓名が言える。「やめて」と指示すると言葉どおりの行動がとれる。ただし、「2回押して」という指示については「押して、押して」と言わないと上手に押せない（言葉どおりにできるようになるのは5〜6歳）。	900〜1000

表 話題のヒント

子どもに人気のテレビ番組、キャラクター（一例）	
男の子	女の子
0〜2歳：それいけ！アンパンマン／きかんしゃトーマスとなかまたち／しましまとらのしまじろう 3〜5歳：それいけ！アンパンマン／スーパー戦隊シリーズ／スーパーマリオ 6〜8歳：ポケットモンスター／仮面ライダーシリーズ／スーパーマリオ 9〜12歳：ポケットモンスター／ドラゴンボール そのほか：ドラえもん／ウルトラマンシリーズ／名探偵コナン／鬼滅の刃／おしりたんてい　など	0〜2歳：それいけ！アンパンマン／いないいないばあっ！／シナぷしゅ 3〜5歳：プリキュアシリーズ／それいけ！アンパンマン／パンどろぼう 6〜8歳：プリキュアシリーズ／ディズニー作品／すみっコぐらし 9〜12歳：ディズニー作品／リラックマ そのほか：ハローキティ／シナモロール（シナモン）／ポムポムプリン／ちいかわ／ハリー・ポッター／あつまれ どうぶつの森　など

事例で考えてみよう！

事例

Nくん：8歳（小学校3年生の男の子）、ネフローゼ症候群

安静と食事療法や薬物療法（利尿薬を使用）を行っている。両親は共働き。母の面会は仕事の終わる夕方のみ。父は仕事が忙しいため、ほとんど面会はない。病室は4人部屋で同世代の子どもも入院している。Nくんは安静が必要であることは理解しているが、ついゲームに熱中してしまうことが多い。入院中、学習時間を設けているが、最近は勉強せずにゲームで遊んでばかりいる。学生が受け持って5日目となった。

｜雑談レベル
──天気の話、ニュースの話など

学生：Nくん、こんにちは。

Nくん：（ゲームで遊んでいる）うん。

学生：何のゲームしてるの？

Nくん：ポケモン。

学生：ふ〜ん。見ててもいい？

Nくん：いいよ。

学生：これは何ポケモンっていうの？

Nくん：○○ポケモン。進化したヤツ。

学生：進化したヤツなんだ。だからカッコイイんだね！

Nくん：そうだよ。こっちは××ポケモン。一番人気があるんだ。

｜会話レベル
──背景に関する話、患者さんと自分の共通点

学生：ゲームはだれが買ってくれるの？

Nくん：パパ！ ママは買ってくれないんだ。

学生：そっか。ママは買ってくれないんだ。

Nくん：そう。ママはお兄ちゃんにばっかり新しいの買ってあげるんだ……。

学生：そっかぁ……。私のママも、お兄ちゃんにばっかり新しい洋服を買ってあげてたなぁ。

Nくん：お姉ちゃん、かわいそう。ぼくと一緒なんだね。

学生：ほんとだね！ 一緒だね！

（──ペーシング、〜〜Nくんからペーシングしてきている）

｜対話レベル
── Iメッセージ、思い・価値観に関する話

学生：私がNくんくらいのときにね。パパが病気になって働けなくなっちゃったんだ。だからお姉ちゃんのママは一人でお仕事して大変だったから、私のぶんまで洋服を買えなかったんだって。

Nくん：そうなんだ。お姉ちゃんのママ、えらいね。

学生：ありがとう。Nくんのママも、一生懸命お仕事しててえらいよね。もしかしてNくんに新しいゲームを買ってあげようと頑張っているのかもね。

Nくん：なら新しいゲームなんていらない。ママが病院に早く来てくれるほうがいいもん。**ゲームよりママがいいもん**（涙目）。

学生：そっかぁ、そうだよね。じゃNくんが今言ったこと、お姉ちゃんが手紙に書いてあげるよ！ ママ、きっと喜ぶよ！

Nくん：うん！ うん！ お姉ちゃん、ありがとう。ママの好きなお花も描いてあげて！

学生：じゃあ今から一緒にやろうね！

事例提供：岡本 育子（TNサクセス・コーチング（株）認定外部コーチ）

小児とかかわるときのポイント

①子どもが興味をもつことに詳しくなろう

子どもとコミュニケーションを図るとき、その子の好きなことに興味をもってかかわっていくと、すぐに仲良くなれます。ベッドの周りには、その子の興味のあるものが結構たくさんあったりします。環境整備のときにでもマンガやゲームの話題を投げかけてみるといいですね。

なかには「学生なんだし、マンガの話なんかしちゃダメだよね。遊びに来ているんじゃないんだし……」と思ってしまう人もいるかもしれません。でも、「発達段階の特徴」でも述べたように、子どもにとっては"遊びは仕事"です。遊びをとおしていろんなことを学んでいくのが子どもの特徴です。

だからあなたもこの際、マンガやゲームに詳しくなってしまいましょう。肩の力を抜いて子どもとのかかわりを思いっきり楽しんでみてください。

②子どもがさびしさを感じていても、家族を責める態度をとるのはNG

あなたが小さい頃、病気で寝込んだとき、やっぱり夜はさびしかったのではないでしょうか。隣の部屋のお母さんの布団に潜り込んだという人もいるかもしれませんね。子どもにとって、夜は特につらいものだったりします。

乳幼児の入院の場合は、付き添いが許可される病院もあります。でも、学童期になるとがまんできるようになるので、家族の生活を優先し、面会終了時間とともに両親が家に帰る場合も多くなります。近年は共働きの両親も多く、家庭の事情によってはなかなか面会に来られず入院中の子どものことを病院に任せざるを得ないこともあります。

事例に登場した、さびしそうなNくんを見て、"家族がもっと病院に来てあげればいいのに！"と思うこともあるかもしれませんが、Nくんに「こんなにNくんがさびしいって言ってるのに来てくれないなんてね」なんて、親に対してマイナスのイメージを抱かせるような発言はよくありません。「きっともうすぐ来てくれるよ」なんていう、その場しのぎの無責任な励ましもNGです。"楽しく遊びながら家族を待つ"というスタンスで接しましょう。

③否定するのはNG

N君の事例の"会話レベル"で、Nくんが「ママはお兄ちゃんにばっかり新しいの買ってあげるんだ……」と言ったとき、「**ママはきっとNくんにも新しいのを買ってあげたいって思ってるんだから、そんなこと言っちゃダメだよ**」と否定するのはNGです。話を否定されると、子どもは"叱られた"という気持ちになり、その後、心を開いてくれなくなるおそれがあるからです。まずは、「そっかぁ、買ってく

れないんだ」とNくんの言葉を繰り返し、共感してあげましょう。相手と自分の共通点がみつかると（学生も、小さいときに同じような体験をしたことがある）、Nくんのように一気に心を開いてくれるものです。そこから徐々にNくんがママのことを肯定的に考えることができるように話を進めていけたら最高ですね。

まずは否定的な相手の言葉にもペースを合わせて気持ちを理解するようにしてから、自然に肯定的な気持ちになれるようリードしていきましょう。これは**ペース＆リード**＊というコミュニケーションの最上級のスキルなのです。

＊相手のペースにまずは同調し、そして、段々とこちらのペースに持ち込むテクニック。否定的な気持ちになっている相手の意見をさらに否定してしまうと、相手の感情を逆なでしてしまい、感情的にさせてしまうことがある。

column

高齢者との会話ヒント

発達段階の特徴

高齢になるに従って老化が始まり、身体的機能の衰えや知的能力の変化を感じ、老いを自覚するようになります。老化によって身体の予備力が低下しているため、病気やケガをする人が増えますが、一方で、高齢者は個人がこれまでに積み重ねた数十年の生活習慣や価値観、知識や技能をもって生きる存在でもあります。

老年期は、子どもの成長、孫の誕生、仕事からの引退、配偶者との死別などの精神的・社会的体験をします。

現代の日本は世界一の超高齢社会！ 実習で最もよく受け持つのは高齢の患者さんです。共通の話題が見つからない……と悩んだときは、次ページに示した**話題のヒント**（表）から探してみましょう。あなたの祖父母がいれば、日常会話でシミュレーションをすることもできますね。

表 話題のヒント

■年表			
患者さんの生きてきた時代（93歳の場合：1930年生まれ）			自分 （21歳）
年齢	出来事	文化	
<u>0</u>	1930年代　　大不況時代（1920年に始まった世界恐慌による）	【1940〜50年代】流行曲：リンゴの唄／東京ブギウギ／月がとっても青いから／ケ・セラ・セラ　映画：『七人の侍』（黒澤明）	
<u>9</u>	1939（昭14）　第2次世界大戦勃発		
<u>15</u>	1945（昭20）　原子爆弾投下　第2次世界大戦終結	【1950年代】流行語「もはや戦後ではない」：国民所得が戦前の最高水準に回復。この頃、白黒テレビ・洗濯機・冷蔵庫の家電3品目が「三種の神器」として喧伝された	
<u>16</u>	1946（昭21）　日本国憲法公布／GHQによる占領（〜1952）		
<u>20</u>	1950（昭25）　朝鮮戦争		
<u>23</u>	1953（昭28）　テレビ放送が始まる／第1回紅白歌合戦	【1960年代】流行曲：ビートルズの曲／上を向いて歩こう（坂本九）流行語「巨人・大鵬・卵焼き」：当時の子どもの好きなもの3つを並べた流行語。当時、野球界では読売ジャイアンツの王貞治・長嶋茂雄が、相撲界では横綱の大鵬が活躍していた。	
<u>28</u>	1958（昭33）　東京タワー完成		
	1960年代　　高度経済成長		
<u>30</u>	1960（昭35）　池田内閣：所得倍増計画／カラーテレビ放送開始		
<u>34</u>	1964（昭39）　オリンピック東京大会／東海道新幹線開通		
<u>39</u>	1969（昭44）　アポロ11号月面着陸／東大紛争	【1970年代】流行曲：ピンク・レディーの曲／津軽海峡・冬景色（石川さゆり）　人気漫画・アニメ：ドラえもん／宇宙戦艦ヤマト／巨人の星／仮面ライダー	
<u>40</u>	1970（昭45）　日本万国博覧会（大阪万博）		
<u>42</u>	1972（昭47）　沖縄が日本に復帰		
<u>43</u>	1973（昭48）　第1次オイルショック		
<u>53</u>	1983（昭58）　東京ディズニーランド開園		
	1980年代後半　バブル景気	【1980年代】流行曲：赤いスイートピー（松田聖子）／卒業写真（荒井由実［松任谷由実］）　ゲーム：ファミリーコンピュータ（通称ファミコン）が発売（任天堂）／任天堂、ソニー、松下（現在のパナソニック）などの日本企業が、国際的に影響力をもつブランドとなった。	
<u>59</u>	1989（昭64→平成元年）「平成」に年号が変わる		
	1990年代　　携帯電話、インターネットの普及		
<u>61</u>	1991（平3）　　バブル崩壊		
<u>65</u>	1995（平7）　　阪神・淡路大震災／地下鉄サリン事件		
<u>70</u>	2000（平12）　介護保険制度開始		2002 誕生
<u>74</u>	2004（平16）　新札発行（紙幣のデザインが変更）		
<u>77</u>	2007（平19）　「消えた年金」問題が明らかとなる		2009 小学校入学
<u>81</u>	2011（平23）　東日本大震災		2015 中学校入学
<u>89</u>	2019（平31→令和元年）「令和」に年号が変わる		2018 高校入学
<u>90</u>	2020（令2）　新型コロナウイルス感染症（COVID-19）感染拡大	【1990年代】流行曲：安室奈美恵、浜崎あゆみ、SMAPなどの曲／映画（北野武（ビートたけし）作品）、アニメ（スタジオジブリ作品、新世紀エヴァンゲリオン）、ビデオゲーム（ポケットモンスター、ファイナルファンタジー）などのポップカルチャーが隆盛し、国内外に影響を与えた。	
<u>91</u>	2021（令3）　コロナ禍で1年延期を経て東京2020オリンピック開催		2021 看護学校入学
<u>93</u>	2023（令5）　新型コロナウイルスが感染症法の5類に位置づけられ、WHOが「緊急事態宣言」終了を発表		

事例で考えてみよう！

事例

Oさん：80歳（女性）、脳梗塞

　自宅で朝食中に、左手に持っていた茶碗を落とした。左顔面がやや下がっていることに家族が気づき、救急を受診。脳梗塞と診断され入院。早期発見・治療ができたため、順調に回復に向かっている。茶碗も持てるようになったが、左下肢は重たさが残っているという。「食べられなくなったらおしまい」「自分の足で歩けなくなったらおしまい」という発言が聞かれ、気丈な性格だが、最近は食が進まず歩行訓練も意欲的でなくなってきた。

雑談レベル
──天気の話、ニュースの話など

学生：今日のお昼はお魚だったんですね。（残しているのを見て）お魚、嫌いですか？

Oさん：いいえ、大好きよ。本当は食事を残すのはもったいないから嫌なんだけど……。

学生：（不自由な左手を見て）食べるの、大変じゃないですか？

Oさん：そうね、頑張ってるけど、食べるのに時間がかかるからすぐにおなかがいっぱいになってしまうの。

学生：そうだったんですか。明日は私もお昼のとき、ご一緒してもいいですか？

Oさん：まあ、いいですけど……（あまり気乗りがしない様子）。

会話レベル
──背景に関する話、患者さんと自分の共通点

学生：（食事介助しながら）Oさんはお食事を残すのが嫌いなんですよね。私も祖父によく「食べられない人もいるんだから残しちゃダメだ」って叱られました。

Oさん：そうでしょ。私たちの世代は戦争を体験してるからね。私のうちは、きょうだいが多かったから、食べ物の取り合いでよくケンカしたものよ。

学生：Oさん、6人きょうだいでしたっけ？多いですよね。びっくりしました。

Oさん：昔はどこの家もそのくらいだったわ。兄たちは死んじゃったけど、姉はまだ3人いるの。でもこの前、2番目の姉が転んで骨折したって聞いて心配なの。

学生：そうなんですか、ご心配ですね。

Oさん：○△病院というところに入院してるって聞いたけど、遠いのかしら。

学生：○△病院なら、私の家の近くです！遠くありませんよ、ここから電車で20分くらいです。

Oさん：電車にはこのからだじゃ乗れないから無理ね。

学生：タクシーで行っても30分くらいです。エレベーターが広いので車椅子でも楽に病室まで移動できると思います。

Oさん：そうね、タクシーで行けばいいわね！

対話レベル
── I メッセージ、思い・価値観に関する話

学生：早くお姉さんのところに行けたらいいですね！

Oさん：本当ね。早く退院してお見舞いに

行きたいわ。

学生：「自信をもって歩けるようになったら退院」と言われているんですよね？

Oさん：ええ、でも姉みたいに転んで骨折なんてことになったら、また入院が長引いちゃうでしょ。無理しないほうがいいんじゃないかって思うのよ。

学生：（そうか、転倒が怖くてリハビリがあまり進まないんだ）あっ、私って結構、筋肉質なんですよ。見てください（ガッツポーズで上腕を見せながら）。

Oさん：あら、本当ね、何かスポーツしてたの？

学生：バレーボールです。最初は全然力がなくて……。でも腕立て伏せとかを頑張ったら、こんなに筋肉がついたんです！ だからOさんも、リハビリでもっと筋力がついてくれば、歩行時のふらつきもなくなってくると思うんです！

Oさん：頑張り屋さんなのね、あなたは。そうね、段々に歩けるようになるのよね。

学生：そうですよ！ 平行棒につかまらな

くても歩けるようになってきたし、杖を使えばふらつきもないですし。

Oさん：杖ねぇ、杖に頼って歩かないといけなくなるなんてね。

学生：「疲れてきたら杖を使う」くらいまで筋力がつくといいですね。

Oさん：そうよね、今でも疲れなければ自分で歩いてるんだものね。体力がつけばいいのかしらね。

学生：体力をつけるには、栄養も大事ですから、食事もたくさん召し上がれるといいですね！

Oさん：そうね、本当。でも手伝ってもらわないと食べられないようじゃあね……。

学生：私、握りやすくて、早く食べられるようなスプーンを作ってきます！

Oさん：まあ、そんなに考えてくれてありがとう。私も頑張らなくっちゃね。

事例提供：岡本 育子（TNサクセス・コーチング（株）認定外部コーチ）

高齢者とかかわるときのポイント

■①こちらの援助を押しつけない

たとえば事例のようなかかわりができて、あなたが患者さんが使いやすいようなおはしを作り（自助具の工夫）、"これなら絶対、患者さんは気に入ってくれる！"と思ったのに案外、喜んでくれなかったとしますね。でもこのとき、あまりにもがっかりしたり、「何度か使ってみないと、よさはわからないですよ」などと押しつけてしまうのはNGです。

もしかしたら、患者さんは何か他のことに対して不安やおそれをもっているのかもしれません。また、「こんなものを使わなくちゃならなくなるなんて……」と、自分の病状やボディイメージの変化を受け入れられない時期にあるのかもしれません。そんなときは、患者さんが受け入れられるようになるまで時間を置くのも一つの方法です。

また、「もっとにぎりやすくして」などの注文があるかもしれませんが、それは「もっ

と日常生活でそのおはしを使っていきたい」という気持ちの表れです。クレームととらえず、さらによい自助具になるように工夫しましょう。

▌②自分でやってもらうことを大切にする

　事例の患者さんは「何でも自分ですること」が信条のようです。そういった患者さんに「食事はこちらで介助しますから、遠慮しないでください」とか、「杖は皆さん使っていらっしゃるので、あまり気にしないほうがいいですよ」などの否定はNGです。この学生のように使いやすいおはしを準備するなどの自立への援助を心がけましょう。

　歳をとると自分のことが自分でできなくなったり、きょうだいや友人が亡くなったり、病気になったりということが多くなります。周囲で何か悪いことが起こると、"明日はわが身"と落ち込んでしまう方も多いものです。そのため、なおさら"自分のことは自分でする"ことや"周りに迷惑をかけないようにする"ということで、自尊心を保っている方が多いのです。高齢の患者さんとかかわるときは、こうしたことを頭の片隅に置いておくといいですね。

今日は何の日（365日記念日リスト）

	1月		2月		3月		4月		5月		6月
1日	鉄腕アトムの日	1日	テレビ放送記念日	1日	行進曲の日	1日	携帯ストラップの日	1日	日本赤十字社創立記念日	1日	ガムの日
2日	初夢の日	2日	おじいさんの日	2日	遠山の金さんの日	2日	子どもの本の日	2日	エンピツ記念日	2日	うらぎりの日
3日	かけ落ちの日	3日	のり巻きの日	3日	耳の日	3日	いんげん豆の日	3日	ゴミの日	3日	ムーミンの日
4日	石の日	4日	銀閣寺の日	4日	ミシンの日	4日	沖縄県誕生の日	4日	ラムネの日	4日	蒸しパンの日
5日	囲碁の日	5日	プロ野球の日	5日	珊瑚の日	5日	ヘアカットの日	5日	おもちゃの日	5日	落語の日
6日	ケーキの日	6日	抹茶の日	6日	弟の日	6日	城の日	6日	ゴムの日	6日	兄の日
7日	千円札の日	7日	北方領土の日	7日	消防記念日	7日	世界保健デー	7日	コナモンの日	7日	ジャーナリストの日
8日	勝負事の日	8日	〒マークの日	8日	みつばちの日	8日	ヴィーナスの日	8日	ゴーヤーの日	8日	へその緒の日
9日	とんちの日	9日	服の日	9日	感謝の日	9日	大仏の日	9日	呼吸の日	9日	胸キュンの日
10日	110番の日	10日	ニットの日	10日	東京都平和の日	10日	駅弁の日	10日	コットンの日	10日	キャラメルの日
11日	塩の日	11日	万歳三唱の日	11日	パンダ発見の日	11日	ガッツポーズの日	11日	鵜飼開きの日	11日	傘の日
12日	スキーの日	12日	ペニシリンの日	12日	サンデーホリデーの日	12日	世界宇宙飛行の日	12日	看護の日	12日	恋人の日
13日	ピース記念日	13日	苗字制定の日	13日	新撰組の日	13日	喫茶店の日	13日	愛犬の日	13日	鉄人の日
14日	愛と希望と勇気の日	14日	チョコレートの日	14日	数学の日	14日	タイタニック号の日	14日	温度計の日	14日	世界献血者デー
15日	手洗いの日	15日	春一番名づけの日	15日	靴の記念日	15日	よいこの日	15日	ヨーグルトの日	15日	オウムとインコの日
16日	囲炉裏の日	16日	天気図記念日	16日	財布の日	16日	ボーイズビーアンビシャスデー	16日	旅の日	16日	和菓子の日
17日	防災とボランティアの日	17日	天使のささやきの日	17日	漫画週刊誌の日	17日	恐竜の日	17日	高血圧の日	17日	おまわりさんの日
18日	都バス開業の日	18日	嫌煙運動の日	18日	精霊の日	18日	発明の日	18日	国際博物館の日	18日	おにぎりの日
19日	のど自慢の日	19日	プロレスの日	19日	ミュージックの日	19日	最初の一歩の日	19日	ボクシング記念日	19日	ベースボール記念日
20日	血栓予防の日	20日	歌舞伎の日	20日	電卓の日	20日	郵政記念日	20日	ローマ字の日	20日	ペパーミントの日
21日	ライバルが手を結ぶ日	21日	日刊新聞創刊の日	21日	ランドセルの日	21日	民放の日	21日	小学校開校の日	21日	がん支え合いの日
22日	カレーライスの日	22日	猫の日	22日	放送記念日	22日	地球の日	22日	ガールスカウトの日	22日	ボウリングの日
23日	電子メールの日	23日	妊婦さんの日	23日	世界気象デー	23日	サン・ジョルディの日	23日	ラブレターの日	23日	オリンピック・デー
24日	ゴールドラッシュの日	24日	月光仮面登場の日	24日	マネキン記念日	24日	植物学の日	24日	伊達巻きの日	24日	ドレミの日
25日	主婦休みの日	25日	夕刊紙の日	25日	ドラマチック・デー	25日	世界マラリアデー	25日	広辞苑記念日	25日	住宅デー
26日	コラーゲンの日	26日	脱出の日	26日	食品サンプルの日	26日	よい風呂の日	26日	ラッキーゾーンの日	26日	雷記念日
27日	求婚の日	27日	冬の恋人の日	27日	さくらの日	27日	哲学の日	27日	百人一首の日	27日	ちらし寿司の日
28日	宇宙からの警告の日	28日	ビスケットの日	28日	シルクロードの日	28日	シニアの日	28日	花火の日	28日	パフェの日
29日	人口調査記念日	(29日	うるう日)	29日	まりも記念日	29日	畳の日	29日	呉服の日	29日	佃煮の日
30日	女性医師の日			30日	マフィアの日	30日	図書館記念日	30日	消費税の日	30日	アインシュタイン記念日
31日	愛妻の日			31日	エッフェル塔の日			31日	世界禁煙デー		

	7月		8月		9月		10月		11月		12月
1日	ウォークマンの日	1日	洗濯機の日	1日	キウイの日	1日	コーヒーの日	1日	すしの日	1日	映画の日
2日	うどんの日	2日	おやつの日	2日	宝くじの日	2日	豆腐の日	2日	阪神タイガース記念日	2日	日本人宇宙飛行記念日
3日	ソフトクリームの日	3日	はちみつの日	3日	ホームラン記念日	3日	登山の日	3日	まんがの日	3日	妻の日
4日	梨の日	4日	ビアホールの日	4日	オークションの日	4日	イワシの日	4日	いいよの日	4日	血清療法の日
5日	プラチナエイジの日	5日	タクシーの日	5日	石炭の日	5日	レジ袋ゼロデー	5日	縁結びの日	5日	国際ボランティア・デー
6日	サラダ記念日	6日	ハンサムの日	6日	生クリームの日	6日	国際協力の日	6日	お見合いの日	6日	姉の日
7日	カルピスの日	7日	バナナの日	7日	CMソングの日	7日	ミステリー記念日	7日	あられ・せんべいの日	7日	クリスマスツリーの日
8日	ナンパの日	8日	笑いの日	8日	ニューヨークの日	8日	入れ歯デー	8日	いい歯の日	8日	ジュニアシェフの日
9日	ジェットコースターの日	9日	野球の日	9日	温泉の日	9日	道具の日	9日	換気の日	9日	障害者の日
10日	ウルトラマンの日	10日	帽子の日	10日	牛タンの日	10日	缶詰の日	10日	トイレの日	10日	世界人権デー
11日	セブンイレブンの日	11日	ガンバレの日	11日	公衆電話の日	11日	ウィンクの日	11日	チーズの日	11日	百円玉記念日
12日	人間ドックの日	12日	君が代記念日	12日	マラソンの日	12日	豆乳の日	12日	皮膚の日	12日	漢字の日
13日	オカルト記念日	13日	左利きの日	13日	世界の法の日	13日	麻酔の日	13日	うるしの日	13日	双子の日
14日	ゼリーの日	14日	専売特許の日	14日	メンズバレンタインデー	14日	鉄道の日	14日	パチンコの日	14日	南極の日
15日	ファミコンの日	15日	刺身の日	15日	ひじきの日	15日	きのこの日	15日	かまぼこの日	15日	観光バス記念日
16日	駅弁記念日	16日	女子大生の日	16日	競馬の日	16日	世界食糧デー	16日	いい色の日	16日	紙の記念日
17日	理学療法の日	17日	パイナップルの日	17日	モノレール開業記念	17日	オンラインゲームの日	17日	将棋の日	17日	飛行機の日
18日	光化学スモッグの日	18日	高校野球の日	18日	かいわれ大根の日	18日	フラフープ記念日	18日	雪見だいふくの日	18日	東京駅完成記念日
19日	女性大臣の日	19日	クラシック音楽の日	19日	苗字の日	19日	TOEICの日	19日	世界トイレの日	19日	日本初飛行の日
20日	Tシャツの日	20日	蚊の日	20日	空の日	20日	リサイクルの日	20日	毛皮の日	20日	シーラカンスの日
21日	日本三景の日	21日	献血の日	21日	世界アルツハイマーデー	21日	あかりの日	21日	インターネット記念日	21日	遠距離恋愛の日
22日	てんぷらの日	22日	チンチン電車の日	22日	カーフリーデー	22日	パラシュートの日	22日	いい夫婦の日	22日	酒風呂の日
23日	カシスの日	23日	白虎隊の日	23日	万年筆の日	23日	津軽弁の日	23日	Jリーグの日	23日	テレホンカードの日
24日	劇画の日	24日	ラグビーの日	24日	清掃の日	24日	文鳥の日	24日	鰹節の日	24日	学校給食記念日
25日	体外受精の日	25日	ラーメン記念日	25日	10円カレーの日	25日	世界パスタデー	25日	OLの日	25日	スケートの日
26日	幽霊の日	26日	人権宣言記念日	26日	ワープロ記念日	26日	弾性ストッキングの日	26日	いい風呂の日	26日	ジャイアンツの日
27日	スイカの日	27日	女性ドライバーの日	27日	世界観光の日	27日	テディベアーズ・デー	27日	ノーベル賞制定記念日	27日	ピーターパンの日
28日	なにわの日	28日	バイオリンの日	28日	パソコン記念日	28日	透明美肌の日	28日	太平洋記念日	28日	身体検査の日
29日	白だしの日	29日	焼き肉の日	29日	招き猫の日	29日	おしぼりの日	29日	いい服の日	29日	シャンソンの日
30日	プロレス記念日	30日	冒険家の日	30日	クレーンの日	30日	たまごかけごはんの日	30日	カメラの日	30日	地下鉄開業の日
31日	パラグライダー記念日	31日	野菜の日			31日	日本茶の日			31日	シンデレラデー

付録

コミュニケーションについて
もっと深く知ろう！

☐ 自分のことを知ろう ── 自己分析チェック
☐ 自分の学習スタイル分析
☐ 事前学習シミュレーション

自分のことを知ろう──自己分析チェック

一口に「コミュニケーションの悩み」と言っても、人それぞれ悩みどころは違いますよね。そもそも悩みというものは、その人の性格が生み出すことが多いものです。ちっちゃなことでグジグジ、クヨクヨ。「あ～あ、私ってダメな性格だなぁ」なーんて、あきらめていませんか？ 実は、自分をもっとよく知ることで、性格って変えられるんですよ！

あなたの性格はどんなタイプ？

STEP 1 次の項目が、自分に当てはまると思うときには○、当てはまらないと思うときには×、どちらでもないと思うときには△を選んでください。
制限時間は３分！ あまり考え込まずに、できるだけ○か×でサクサク答えてね。
※人との相性をみたいときは、相手に解答してもらってね。

			自分 ✏	相手 🔍
I	1．わたしは間違ったことに対して、間違いだと言います。	○△×		
	2．わたしは時間をきちんと守ります。	○△×		
	3．わたしは規則やルールを守ります。	○△×		
	4．わたしは人や自分を責めたりします。	○△×		
	5．わたしは「～すべきだ」「ねばならない」という言葉をよく使います。	○△×		
	6．わたしは借りた物やお金は期限までに返さないと気になります。	○△×		
	7．わたしは約束を絶対に守ります。	○△×		
	8．わたしは不正やずるいことには妥協しません。	○△×		
	9．わたしは決めたことは最後まで守ります。	○△×		
	10．わたしは無責任な人は許しません。	○△×		

自分	○　個　△　個　×　個	相手	○　個　△　個　×　個

II	1．わたしは思いやりがあります。	○△×		
	2．わたしは人を褒めるのが上手です。	○△×		
	3．わたしは人の話をよく聴いてあげます。	○△×		
	4．わたしは人の気持ちをよく考えます。	○△×		
	5．わたしはプレゼントをよく贈ります。	○△×		
	6．わたしは人の失敗には寛大です。	○△×		
	7．わたしは世話好きです。	○△×		
	8．わたしは自分から心をこめてあいさつをします。	○△×		
	9．わたしは困っている人を見たら何とかしてあげます。	○△×		
	10．わたしは子どもや後輩をかわいがります。	○△×		

自分	○　個　△　個　×　個	相手	○　個　△　個　×　個

Ⅲ		自分	相手
	1．わたしは何でも、何が中心問題なのか考えます。 ○△×		
	2．わたしは物事を分析して、事実に基づいて考えます。 ○△×		
	3．わたしは、"なぜそうなのか"理由を考えます。 ○△×		
	4．わたしは感情的というより理論的です。 ○△×		
	5．わたしは社会で起こっているニュースにかなり関心があります。 ○△×		
	6．わたしは結果を予測して準備します。 ○△×		
	7．わたしは物事を冷静に判断します。 ○△×		
	8．わたしは、わからないことはわかるまで追求します。 ○△×		
	9．わたしは遊びや生活の予定をきっちりと立てます。 ○△×		
	10．わたしは、"ほかの人ならどうするだろう?"と客観的に考えます。 ○△×		

自分 ○ 個 △ 個 × 個 相手 ○ 個 △ 個 × 個

Ⅳ		自分	相手
	1．わたしには、してみたいことがいっぱいあります。 ○△×		
	2．わたしは気分転換が上手です。 ○△×		
	3．わたしはよく笑います。 ○△×		
	4．わたしは好奇心が強いほうです。 ○△×		
	5．わたしは物事を明るく考えるほうです。 ○△×		
	6．わたしは、「憎めないね」とよく言われます。 ○△×		
	7．わたしは新しいことが好きです。 ○△×		
	8．わたしは将来の夢や楽しいことを想像するのが好きです。 ○△×		
	9．わたしには趣味がいっぱいあります。 ○△×		
	10．わたしは、「すご～い！」「わぁ～」「へぇ～」などの言葉をよく使います。 ○△×		

自分 ○ 個 △ 個 × 個 相手 ○ 個 △ 個 × 個

Ⅴ		自分	相手
	1．わたしは人の気持ちを優先し、合わせるほうです。 ○△×		
	2．わたしは人前に出るより、後ろに引っ込んでいます。 ○△×		
	3．わたしは"ああすればよかった""こうすればよかった"と考えます。 ○△×		
	4．わたしは相手の顔色や場の空気を読みます。 ○△×		
	5．わたしは"嫌だな"と不愉快に思っても、口に出さずに抑えます。 ○△×		
	6．わたしは人によく思われようと振る舞います。 ○△×		
	7．わたしは協調性があります。 ○△×		
	8．わたしはいろんなことに遠慮をします。 ○△×		
	9．わたしは周りの人の意見を受け入れます。 ○△×		
	10．わたしは自分が悪くないときでも、謝ります。 ○△×		

自分 ○ 個 △ 個 × 個 相手 ○ 個 △ 個 × 個

STEP 2

STEP 1 の後は、それぞれ○は2点、△は1点、×は0点で合計点数を出して
みましょう。次に、下のグラフに折れ線グラフを記入していきましょう。記
入方法は、「参考例」を見てくださいね！

※終わったら相手の合計点数も出してみましょう。

				自分		相手	
Ⅰ	合計点数 （○	個× **2** 点） ＋ （△	個× **1** 点） ＝		点		点
Ⅱ	合計点数 （○	個× **2** 点） ＋ （△	個× **1** 点） ＝		点		点
Ⅲ	合計点数 （○	個× **2** 点） ＋ （△	個× **1** 点） ＝		点		点
Ⅳ	合計点数 （○	個× **2** 点） ＋ （△	個× **1** 点） ＝		点		点
Ⅴ	合計点数 （○	個× **2** 点） ＋ （△	個× **1** 点） ＝		点		点

参考例

**◆あなたの性格のタイ
プを描いてみよう**

たとえば、❶ 12 点、
❷ 16 点、❸ 7 点、❹
10 点、❺ 18 点という
結果だったら、右のよ
うなグラフができあが
ります。

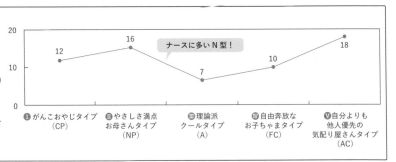

**✎ あなたの現在の性格
のタイプと目標のタ
イプを描いてみよう**

現在の折れ線グラフは
黒で記入、どの項目をい
くつ上げていきたいか
「なりたいグラフ」は青
で記入しましょう。

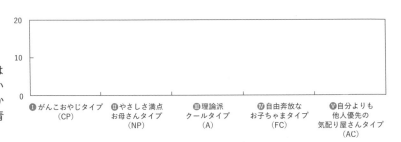

**🔍 相手の性格のタイプ
を推理、その後、実際
に回答してもらったタ
イプを描いてみよう**

あなたが推理した折れ
線グラフは黒で記入、実
際に相手に回答しても
らったものは青で記入し
ましょう。

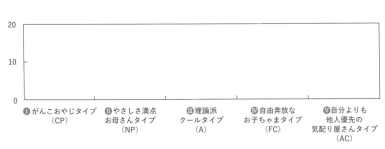

タイプ別アドバイス

STEP 2 で合計点数の一番高かったところがあなたのタイプです。
Ⅰ〜Ⅴのタイプ別にアドバイスしていきますね。

Ⅰの点数が一番高かったあなたは
がんこおやじタイプ（CP）

あなたは正義感や責任感が強く、善悪をきちんと見極める目をもっています。**課題や仕事を正確にやりとげ、頼りがいがあるのでクラスのリーダー的存在であるでしょう。** でも、「〜すべき」「〜せねばならない」という考えが強いので、「看護学生らしい行動をすべきだ」「ルールは守らなくちゃならない」といった発言が多くなりがち。模範的で看護学生の鏡のようなあなたは、先生ウケはいいものの、クラスメートには「融通がきかない」とか「堅苦しい」とけむたがられてしまうかも。また、自分の意見を主張しすぎて「何でいつも上から目線⁉」と思われてしまうこともあります。

私の教え子にもこのタイプの学生がいま

した。その学生は実習先で「看護師さんって、どうしてすぐナースコールに出ないんですか？」とケンカ腰に言ってしまい、指導者と関係が悪くなってしまいました。

このタイプの人は自分の思いや正義感が強いため、ともすれば批判的になってしまうことがあるので気をつけましょう。 "こんなことは許せない！"と思っても、すぐに口に出すのはちょっとガマン。怒りのままに発言せずに、ちょっと立ち止まり"相手を責めない言い方をしよう"と考えることが大事です。

▌逆にⅠの点数が低かった人は……（10点以下）

遅刻が多い、提出物を期限までに出せない、優柔不断で物事が決められない、話し合いの場で自分の意見が言えない、意見がないなどで悩むことがあります。

Ⅱの点数が一番高かったあなたは
やさしさ満点
お母さんタイプ（NP）

「○△子はエライよねぇ」「さすが、○△子よねぇ」と、よく人をほめるのが、このやさしさ満点お母さんタイプ。でも同時に人が困っていたり、ガッカリしたりしていると「○△子、私に任せて！ 安心して！」という力強さも

もっています。このタイプの人はやさしく親切で、人を守ってあげられる人です。**一言でいえば"癒し系"。だから周りに人が絶えません。信頼されるので人から相談を受けることが多いあなた。** 看護師を目指す人にはこのタイプの人が多いのです。

でも、やさしさがいきすぎて、相手を甘やかしてしまうことも……。そのため、相手の自立を妨げてしまうこともあるので気をつけましょう。よかれと思ってやってあ

げたのに、「おせっかい」と言われて悩むこともあります。これを避けるには、人に何かやってあげようと思ったとき、「やりすぎにならないかな？」と自問自答してみることが大切です。

▌逆にⅡの点数が低かった人は……（10点以下）

「思いやりがない」「不親切」「表情が硬い」「冷たい」「つきあいが悪い」などと言われて悩むことがあります。

・・・・・・・・・・・・・・・・・・・・・・・・・・・・・・・

▌Ⅲの点数が一番高かったあなたは
理論派クールタイプ（A）

あなたは、周りから「冷たい」「打算的」「理屈っぽい」と言われて悩みがちではありませんか？

でも、臨地実習ではAの能力がとっても必要とされます。バイタルサインの測定時には呼吸や脈拍、血圧の正常値と患者さんの値とを比べて正常かどうかすぐに判断しなくてはなりません。また、指導者への報告は、いつ（When）、だれが（Who）、どこで（Where）、何を（What）、どのように（How）、なぜ（Why）の５Ｗ１Ｈで整理して行う必要がありますね。そしてそれらを"筋道立てて話せること（論理性）"も大切です。さらに、数値やデータをもとにア

セスメントをする能力や看護計画に基づいて実践する計画性も必要ですが、これらのことが得意なのがこのクールタイプです。そのため、クールタイプの人にとって臨地実習は意外と楽しい機会となります。

▌Ⅲの点数が低い人は……

40人程度のクラスのなかでこのタイプは3〜4人というところ。ほとんどの学生はAの点数が低い（**論理性が弱い**）ので、実習で「その行動の根拠は？」と指導者に聞かれても答えられずに悩みます。Ⅲの点数が10未満の人は何かを説明するときは、数字やデータを示すようにしたり、勉強の計画を立てて計画どおりに行ったかどうかをふり返るなどの習慣をつけることで、このAの数値を上げることができます。

・・・・・・・・・・・・・・・・・・・・・・・・・・・・・・・

▌Ⅳの点数が一番高かったあなたは
自由奔放な
お子ちゃまタイプ（FC）

あなたは伸び伸びとして明るく、何事にも興味をもち、チャレンジ精神が旺盛。さらに創造性豊かで表現力があります。ですから、学校祭の実行委員などに向いています。実習でのレクリエーション企画などを考えさせたら右に出る人はいないほど、いろんなア

イデアが浮かぶことでしょう。

でも、調子に乗りすぎて羽目をはずしたり、軽率な行動で周りに迷惑をかけたりすることもあります。授業中に騒ぐのは、ほとんどこのタイプの人です。

気分のムラはワガママで自己中心的と映り、信用をなくして悩むこともあります。**これを避けるには、場の空気を読んだり人の表情を観察したりして、暴走するのを防ぐようにしましょう。** 暴走を止めてくれるがんこおやじタイプを友達にも

つというのもいい方法です。

■Ⅳの点数が10点未満の人は注意して！
　FCの点数が低すぎると、人生を楽しめ

ず暗くなってしまいます。ここぞというときの踏ん張りが利かず、ストレスに打たれ弱くなってしまうので、合計点数が10点に到達するように変えていきましょう。

Ⓥの点数が一番高かったあなたは
自分よりも他人優先の
気配り屋さんタイプ（AC）

　あなたは自分よりも他人を優先してしまいます。自分の気持ちを正直に伝えたいと思っても、友達に気を遣って合わせているうちに自分の気持ちを見失ってしまう。こんなことがあります。人の顔色をうかがい場の空気を読み過ぎて、一日が終わる頃にはクタクタ。毎日こんなことの繰り返しで悩んではいませんか？　実習でも、指導者から注意されるのが怖くて言われたことしか行動できず、葛藤しているのではないでしょうか？

　でも、キレるとけっこう怖いあなた。日頃蓄積された鬱憤がガマンの限界に達すると爆発してしまうこともあります。その急変ぶりに周りの人はびっくりして引く。こんなことありませんか。

　このタイプの人は、自由奔放なお子ちゃまタイプの人と友達になることが多いようです。もうちょっとFCタイプのように自由に自分を優先して生きてみましょう。**勇気を出して自分の気持ちを表現したり、自分を大事にしたりすることで、人といても疲れず、爆発しないようになれます。**他人を大事にするのと同じくらい自分を大切にするようにしましょうね。

エゴグラム（性格診断テスト）って何？

　自己分析をしてみてどうでしたか？　このように"個人の性格特性を理解するために使用されるツール"は、エゴグラム（性格診断テスト）とよばれ、心理学やカウンセリングなどで用いられています。

　このエゴグラムには、様々なタイプがあります。個人の性格パターン（CP、NP、A、FC、AC）は共通しており、それぞれの特徴と結果を評価することで個人の性格に関する理解が深まります。

CP（Critical Parents：批判的親）		FC（Free Child：自由な子供）	
・責任感が強い	・批判的である	・自由奔放である	・感情表現がストレート
・理想を掲げる	・完全主義	・創造的である	・活動的である
NP（Nurturing Parents：保護的親）		AC（Adapted Child：順応した子供）	
・思いやりがある	・やさしい	・ヒトの評価を気にする	・他者を優先する
・受容的である	・同情しやすい	・自己主張が少ない	・良い子としてふるまう
A（Adult：成人）		例）すべての数値が低い：エネルギーが低く、おとなしい性格。	
・現実的である	・冷静沈着である		
・効率的に行動する	・客観性を重んじる		

性格は変えることができます！ あなたはどのタイプになりたい？

　いかがでしたか？ 自分のタイプと、そのタイプがどんなことで悩みやすいかがわかったでしょうか。**性格分析で一番大切なのは、分析だけで終わらないこと**。「そうそう、私ってこういうタイプだよね。やっぱりダメだなぁ……」なーんて落ち込んでいても進歩はありません。**他人と過去は変えられないけれど、自分と未来は変えることができるのです**。性格だって変えることができます！ 変えられないと思ってしまうのは、どんなふうになりたいかが漠然としているから。そして「あの人ってああいう性格だからしかたないよね〜」とか、「自分は引っ込み思案な性格だから……」とあいまいにして終わらせてしまうからなのです。

　性格だっていろんな**要素**の集合体です。分解して変えやすいサイズにすることが可能なのです。**Ⅴの点数が高かったあなたがⅣの点数を高くしたかったら、Ⅳの項目に○を付けられるように行動してみましょう**。

　たとえば、新しいことが苦手でも、あえて挑戦してみます。そうすると意外に"わたし、けっこう新しいことって好きだった

みたい"という新しい自分に出合えます。そしてⅣの「7. わたしは新しいことが好きです」に○を付けられるようになるのです。

　Ⅰ〜Ⅴの質問票を使って、具体的にどの項目に○を付けられるようになりたいのかという観点でもう一度見てください。その項目に○を付けられるように努力して、3か月くらいたったらもう一度この質問票に答えてみると、ちゅうちょせずに○がつけられるようになっています。人は課題をもって生活することで変わることができます。「この部分に○を付けられるようになりたいな」とどんどん自分の課題を意識し実践することでなりたい性格になることができるのです。

※これらのⅠ〜Ⅴの質問票と各タイプ別の解説は、エゴグラム（交流分析の中のパーソナリティ分析法）を参考に一部を看護学生用に改変したものです。
※交流分析（TA）は誰にでもわかるパーソナリティ理論として知られています。精神分析の口語版としても名高い交流分析は、1957年頃から米国の精神科医エリック・バーンによって提唱された性格現論であり、それに基づいて行う心理療法でもあります。

相手との関係性を調整しよう

　最後に、皆さんに強力なツールをお伝えしましょう♪ 「自分のことを知ろう——自己分析チェック」と「タイプ別アドバイス」で、皆さんは自分の性格のタイプと傾

向性をつかみましたね。ここでは次の段階に行きましょう。**自分の今の性格のタイプと身近な人との相性**をみていくことができる**オーバーラップエゴグラム**（図1、

146 ページ）をご紹介します。

　自己分析チェックの、各項目（CP、NP、A、FC、AC）ごとの合計点数を次ページのグラフにうつし、それぞれ5つの棒グラフを作成してください（青ペンで）。その例が 図2 （147ページ）です。今度は本書を逆さにして、相性をみたい相手の各項目の合計をもとに、下から赤ペンでまた棒グラフを作成していきます（もちろん、事前に相手にも自己分析チェックに記入してもらっておいてくださいね）。

　逆さにした本書をもとに戻すと、下から上に向かって塗りつぶされた棒グラフと上から下に向かって塗りつぶされた棒グラフができ上がったと思います（図3 、147ページ）。グラフが重なり合う部分、つまりオーバーラップしている項目もあれば、重なりが少なかったり重なってもいないところもあるのではないでしょうか。

　カンタンに説明すると、重なっている部分が大きいほど、あなたと相手の共感領域が広いといえます。逆に重なりが少なかったり、そもそも重なってもいないという場合は、その項目の内容に関しては相手と意見が合いません。つまり、重なりが少ない（または重ならない）項目の部分では、相手とぶつかることが予想できます。一般に、努力しなくてもわかりあえる相手とは、各項目で重なり合う部分が多かったり、折れ線グラフの形自体が似ていたりします。

　でも、「この人とは項目の重なりが少ないし、グラフの形がまったく違うからもうダメだ」ということでもありません。

　たとえば、質問 V の点数（すなわちACの度合）が互いに低くて重なり合わない場合、どちらも "思ったことをすぐに相手に言ってしまう傾向" が強く、けんかになりがちです。そんなときは「ああ、お互いにACの度合が低いんだったな」と意識して相手とかかわるようにします。すると、何か発言する前に "ちょっと待った！ これって言いすぎかな？" と気をつけることができて無用な争いに発展しなくなります。つまり、重なり合いの少ない部分においては、葛藤が起こる可能性が高いと予測しておくことで、逆にいい関係を保つこともできるというわけです。**オーバーラップエゴグラム**は自分と相手の合うところとそうでない部分を把握して、客観的に関係を調整するために活かしましょう。

　また、次にお伝えしますが、**自分が伸ばしたい各項目については、1か月トレーニングで変えていくことが可能**です。こんなふうに、自分自身について理解を深めたり成長させたりすることに、エゴグラムの各ツールを使ってもらえたらと思います。

図1 オーバーラップエゴグラム

オーバーラップエゴグラム

氏名（　　　　　　　　） 施行日　　年　　月　　日

対象者（　　　　　　　　） 関係（　　　　　　　　）

	CP	NP	A	FC	AC	
20						20
10						10
0	**CP**	**NP**	**A**	**FC**	**AC**	0

がんこおやじ度	やさしさ満点 お母さん度	理論派クール度	自由奔放な お子ちゃま度	自分よりも他人優先 の気配り屋さん度
（　　）点	（　　）点	（　　）点	（　　）点	（　　）点

以下、当てはまるものに○をつけてください。

・特に重なる自我状態

がんこ おやじ度	やさしさ満点 お母さん度	理論派 クール度	自由奔放な お子ちゃま度	自分よりも他人優先 の気配り屋さん度
【　CP	NP	A	FC	AC　】

・最も重なりが小さい
　自我状態

がんこ おやじ度	やさしさ満点 お母さん度	理論派 クール度	自由奔放な お子ちゃま度	自分よりも他人優先 の気配り屋さん度
【　CP	NP	A	FC	AC　】

・重ならない自我状態

がんこ おやじ度	やさしさ満点 お母さん度	理論派 クール度	自由奔放な お子ちゃま度	自分よりも他人優先 の気配り屋さん度
【　CP	NP	A	FC	AC　】

相手と合う部分、課題となる部分、関係性維持のために工夫していくところは……

図2 自身の棒グラフの作成例

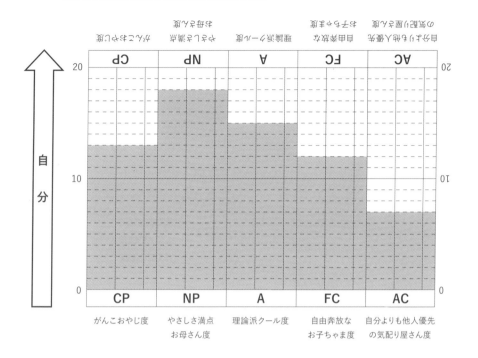

CP	NP	A	FC	AC
がんこおやじ度	やさしさ満点 お母さん度	理論派クール度	自由奔放な お子ちゃま度	自分よりも他人優先 の気配り屋さん度

図3 両者の棒グラフの作成例

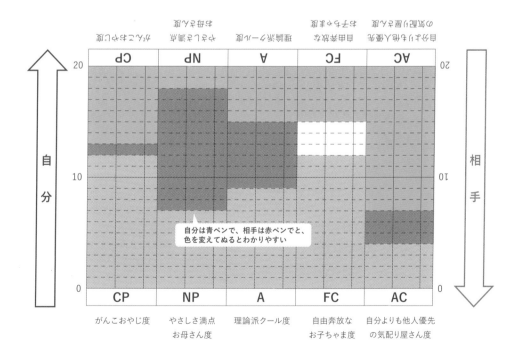

自分は青ペンで、相手は赤ペンでと、色を変えてぬるとわかりやすい

CP	NP	A	FC	AC
がんこおやじ度	やさしさ満点 お母さん度	理論派クール度	自由奔放な お子ちゃま度	自分よりも他人優先 の気配り屋さん度

やってみよう！ １か月の集中訓練

「自分のことを知ろう——自己分析チェック」「タイプ別アドバイス」、そして「相手との関係性を調整しよう」(オーバーラップエゴグラム)はいかがでしたか？ もしかすると、「自分は質問Ⅲ（すなわちA）の度合が低かった。このままじゃ、計画性と客観性が低くて実習で苦労しちゃうな……（泣）」なぁんてがっかりしている人もいるのではないでしょうか。でも、大丈夫です。「タイプ別アドバイス」でもカンタンに説明しましたが、実は各タイプはトレーニングによって点数を上げることができるのです。

たとえば、Aの度合を上げたい人は、「自己分析チェック」のページのⅢの質問項目で×か△を付けた部分に○を付けられるように意識すればいいわけなのです。ですからたとえば、Ⅲの「7．わたしは物事を冷静に判断します」という項目に○を付けら

れるように意識してすごせばいいのですが、人間は意思の弱い生きもので、なかなか継続が難しかったりもしますね。

そこで、MEMO として、各質問の項目をもっと具体的にした課題の例をあげてみました。さらに 図4 （151ページ）には１か月分を記入できるカレンダーを想定したものを載せてみました。自分の数値が低かったタイプの数値を上げるため、具体例の中から取り組んでみようかなと思う課題を選んでここに記入します。そして、毎日その結果を記録していきましょう（図5 、151ページ）。

新しい習慣は３週間あれば身につけることができるのだそうですよ。さあ、皆さんもここに示した例を参考にして、「なりたい自分」に向けて早速トレーニングを始めてみることにしましょう♪

MEMO 各タイプの度合を上げるための課題（エゴグラム成長法の課題）の一例

以下の課題例の中から自分が「チャレンジしてみたいな！」と思う項目を選び、図4 に記入、３週間取り組んでみましょう。

 がんこおやじ度（CP）を上げる課題

がんこおやじ度はその人のものごとの理想や常識、責任感などの有無や強弱を反映しています。この「がんこおやじ度」は、強すぎて考えを相手に押しつけてしまうと嫌われますが、模範的な行動や良心的な行動をとるために絶対に必要な考えでもあります。自己分析チェックの点数が低かった人は、まずは10点を目指しましょう。

例
- ムカッとすることに声を出して文句を言う（できれば１人になれる空間でやってね（笑））
  例：電車の乗り方のマナーの悪い人に対して
  「もっと詰めて座るべきだよ。座れない人がいるでしょ！」「優先席で携帯いじるのはやめるべき」「先生は提出物を期限までに出してない子に、しっかり注意しなければならない」など。
- 新聞記事やテレビのニュースを見て加害者への批判文を書く
- 報道の記者やアナウンサーなどを批判する
- 授業の５分前には学校に登校する

- 「～ねばならない」「～すべき」という言い方を努めてするようにする
- 専門職がなぜ犯罪を犯してはいけないか説明する

```
---------------------------------------------------
---------------------------------------------------
---------------------------------------------------
```

 ### やさしさ満点お母さん度（NP）を上げる課題

やさしさ満点お母さん度は、やさしく寛大で受容的で許容的な考えや態度を反映しています。「やさしい看護師さんってステキですよね」。つまり、この項目の高さは看護師さんに求められる大切な要素の一つだと思ってください。看護学生はこの点数が高い人が多いのですが、低かったという人は最低限10点を目指して課題に取り組んでみましょう。

例

- 1日の終わりに、「今日1日、感謝したこと」について記録する
- 1日に3人から「ありがとう」と言われた行動を

とり回数を記録する
- 新聞記事やニュースから出来事を1つ選び、被害者や家族についてねぎらいや慰めの言葉を書く。自分だったらどんな気持ちになるだろうかと考えてみる
- 人のいいところを探し、相手にそれを伝える
- してもらったことに対して「ありがとう」とお礼を言う。1日に何回言えたかを記録する
- ブラインドウォーク（2人組になって目隠しした相手を目的地まで誘導する）を体験する
- 自分から先に指導者や先生、友達にあいさつをする

```
---------------------------------------------------
---------------------------------------------------
---------------------------------------------------
```

 ### 理論派クール度（A）を上げる課題

理論派クール度は、冷静で現実的、客観的でありながら能率的で科学的な考えや態度を反映しています。点数が高すぎると冷たい、打算的などのマイナスな印象も与えますが、実習をのり越えたり、冷静沈着でバリバリ仕事ができる看護師になるためにこの項目は大切です。点数が低かった人が多いと思いますが、せめて10点くらいになるよう課題に取り組んでいきましょう。また、この項目は臨地実習を経ることで上がっていくことがほとんどです。時には指導者や教員の指導が厳しいなと思うこともあるでしょうが、後から振り返ると、この期間にはずいぶんと成長しているものなのです。

例

- 毎日天気予報で雨の確率を調べて傘を準備するなど、数字や確率でものごとを判断するようにする
- 1日の勉強量や計画を決めて、その結果を記録する。計画通りにいかないときはPDCA*を回す
- 人の話を聞くとき、いつ、どこで、だれが、何を、どのように、どのくらい（5W1H）とあえて質問をするようにする
- お小遣い帳をつける
- 新聞記事やネットニュース、人の発言から事実、推論、意見を分けて記録をする

*Plan（計画）、Do（実行）、Chek（評価）、Action（改善）の4つの頭文字をとったもので業務改善のフレームワークである。PDCAサイクルともいう。

```
---------------------------------------------------
---------------------------------------------------
---------------------------------------------------
```

自由奔放なお子ちゃま度（FC）を上げる課題

自由奔放なお子ちゃま度は、明朗活発、開放的で活動的で創造的な考えや態度を反映しています。この点数が高すぎて暴走すると、自分勝手でわがままで空気が読めない人と思われてしまうことがありますが、この項目は、人が楽しく生きたり活動したりすることのエネルギー、すなわち「生きる力」の高さを現すものでもあります。低すぎる人はちょっとストレス性の疾患にかかりやすくなるので、この項目も10点を目指して上げていくようにしましょう。

例

- カラオケに行って大声を出して歌う
- 休み時間には必ず1回は人を笑わせる、ボケてみる
- 毎日新しい体験を1つするように心がける
- 週に一度は映画を見る
- お笑い番組やアニメを見る、マンガを読む
- 友達と遊びに出かける
- スポーツで身体を動かす
- 趣味を2つ以上もつ

 ### 自分よりも他人優先の気配り屋さん度（AC）を上げる課題

この項目が5点以下の人は、空気が読めないとよばれることが多いかもしれません。2や3という点数だと人と協調するのが難しくなるので、高めるための課題に挑戦しましょう。

例

- 相手と意見がぶつかったときは、相手の言い分をじっくり聞いて相手を優先させてみる
- 相手が話しているときに割り込んで話したり、さえぎったり、かぶせたりせず最後まで聞く
- 「お先にどうぞ」「私は後からでいいです」と順番をゆずってみる
- 自分の意見を熱弁している時、周囲の人たちがどんな表情をしているか観察する
- 相手が話している時、「どんな気持ちで話しているのか」と、感情に焦点を当てて聞く
- カンファレンスや会議で「この発言を聞いた参加者がどんなふうに思うか」を考え、嫌な気持ちになる人がいるなら発言を控える
- 話しはじめたときの相手の表情と、話している最中、終了後の表情の違いを観察する。気分を害していないか気を配りながら話すようにする
- 2つ聞いて1つ話すよう気をつける
- カンファレンスや会議では司会を務め、周りの意見を聞く側にまわる

一方、この項目があまりにも高い人は、いつも他者に気を遣いすぎて、仲間と一緒にいるのもしんどくなってしまいます。15点以上で高すぎるという人は、以下の自己主張訓練でアサーティブなあり方を目指しましょう！

アサーティブトレーニング

- 1日1回は自分の意見や気持ちを他者に伝えるようにする
- 1日1回は人に何かを頼んで「ありがとう」と言うようにする
- ほかの人の意見に対して同じだと感じたら、「私も同じ意見です」と発言してみる
- 自分と相手の意見が対立したとき、あえて自分の意見を通してみる
- ほめられたら謙遜せずに「ありがとう」と素直に受け取ってみる
- 何か譲ってもらったら「すみません」より「ありがとうございます」と言うようにする
- リーダーに立候補してみる
- あえて反対の意見を言ってみる
- 相手と目を合わせずに話してみる

図4　自分の低い項目を上げちゃおう──1か月の集中訓練

MEMO からチャレンジする課題を選び、次に 図5 のように結果を記入しよう。

✦＿＿＿＿＿＿＿＿＿＿＿＿＿＿ を上げる課題

〈＿＿＿＿＿＿＿＿＿＿＿＿＿＿＿＿＿＿＿＿＿＿＿＿＿＿＿＿＿＿＿＿＿＿＿＿＿〉

月 日( )	月 日( )	月 日( )	月 日( )	月 日( )	月 日( )	月 日( )
月 日( )	月 日( )	月 日( )	月 日( )	月 日( )	月 日( )	月 日( )
月 日( )	月 日( )	月 日( )	月 日( )	月 日( )	月 日( )	月 日( )
月 日( )	月 日( )	月 日( )	月 日( )	月 日( )	月 日( )	月 日( )
月 日( )	月 日( )	月 日( )				

図5　次に、課題に対して毎日の結果を記録していこう

記録例：理論派クール度（A）の度合を上げるための課題を MEMO から選び、それに関する結果を記入。

✦理論派クール度（A）を上げる課題

〈毎日天気予報で雨の確率を調べて傘を準備するなど、数字や確率でものごとを判断するようにする〉

○月 △日（月）	○月 ×日（火）	○月 □日（水）	○月 ☆日（木）
結果：「今日は雨降るかなあ？」と思ったとき、すぐに天気予報で雨の確率を調べて傘を持っていくことを決めた　　　⬆	結果：「今回のテストは赤点が多いぞ！」と先生が言ったとき、「何％の人が赤点なんですか？」と質問した　⬆⬆	結果：前日に授業変更がわかり、当日、友達が「みんな教科書忘れたらしいよ」と言ったので、実際は何人忘れたのか具体的に調べた　　⬆⬆	結果：試験の日まで何日あるか確認し、1日10ページずつ勉強をする計画を立てた　　　　　　　⬆⬆⬆

"よくできたな"と思う度合を記号（⬆）で表すのもおススメ！

▎「付録」に関する参考文献

中村和子，杉田峰康：わかりやすい交流分析，チーム医療，1984．／新里里春：交流分析入門 交流分析療法；エゴグラムを中心に，チーム医療，1992．／杉田峰康：教育カウンセリングと交流分析，チーム医療，1988．

自分の学習スタイル分析

学習スタイルを分析して自分に合った勉強法をつかむ

解剖生理の学習に頭を悩ます看護学生は多いものですが、皆さん、看護の勉強は進んでいますか？　勉強はとても重要ですが、その一方で、今しかない青春を謳歌したいというのも正直なところですよね。どちらも大事ということでいっそのことこれらを両立させてしまいませんか。今回は、友達と遊びながら、楽しくかつ効率的に勉強を進めるコツをお伝えします。

まずは、自分に合った教材と勉強法を知る必要があるので、表から学習スタイルを分析してみてください。

そして自分に適した勉強法でテスト勉強をした後は、ぜひ学んだことをだれかに伝えてアウトプットしてください。それだけで学習定着率が90%まで高まるといわれています。家族も「一生懸命に勉強しているなぁ」と安心し、一石二鳥です。ぜひお試しください。

3つの学習スタイルとおススメの勉強法

V（Visual：視覚）
視覚優位型

Vが多かった人は視覚教材を使った勉強法が適しています。

写真や絵、動画を活用した勉強が記憶に残りやすいので、参考書などもそれらが多いものを選びましょう。医療を扱った漫画やドラマなどからも学ぶことができます。たとえば、友達と一緒に医療系のドラマを見ながら、「あの脈の測り方って違うよね？」などとつっこむのも勉強になりますよ。

A（Auditory：聴覚）
聴覚優位型

Aが多かった人は聴覚教材で学ぶのが適しています。

ゴロ合わせをつくったり、言葉をつぶやきながら勉強したり、覚えにくい用語やしくみは自分や友達の音声を録音して聞いたりすると効果的です。文字よりもオーディオブックなどの音声になっている教材が合います。ぜひ友達と覚えたいことをぶつぶつとつぶやき合いながら学習しましょう。

表　学習スタイル（VAKモデル）分析

以下の設問で当てはまると思うものの右のアルファベット（V・A・Kのいずれか）に〇を付けてください。直感で選び、あまりに迷うようならば2つ選んでも構いません。

1．新しい電化製品の使い方を覚えるときはどうしますか？	
使い方を解説している動画やイラストなどを見る	V
取り扱い説明書を読む	A
とにかく触って動かしてみる	K

2．海外旅行での夜、ホテルへの帰り道がわかりません。どうしますか？	
見たことがある目印や建物を探す	V
だれかに道を尋ねる	A
とにかく歩いて探す	K

3．英単語のつづりがあやふやなとき、どうしますか？	
アルファベットを思い浮かべる	V
発音してみる	A
実際に単語を書いてみる	K

4．どの講義形式が好きですか？	
図や資料、スライド、PowerPointを使った講義	V
講演者の話を聴く講義	A
ロールプレイや実習などの実践的な講義	K

5．旅行に行く友達からペットの世話を頼まれました。どうしますか？	
友達が世話している様子を見せてもらう、図で書いてもらう	V
やり方を書いたメモを作ってもらう	A
一通り練習させてもらう	K

6．大切な暗証番号を覚えなければならないとき、どうしますか？	
心の中で絵にしたり、イメージをつくったりする	V
繰り返し暗記する	A
何度か書いたり、パソコンで打ったりする	K

7．大人数の人の前でスピーチをする場合、一番気持ちよく話せるのはどんなときですか？	
メモやノート、図を見ながらのスピーチのとき	V
声の調子が良く、スラスラと的確な言葉が出てくるとき	A
何回もリハーサルをしてから本番をむかえるとき	K

8．自分にとって一番楽しいのは、次のなかのどれですか？	
キレイな景色をながめる、美術館に行く	V
音楽を聴く、コンサートに行く、カラオケで歌う	A
スポーツや散歩、ダンスなど体を動かす	K

9．新しいスキルを習得するとき、一番好きなやり方はどれですか？	
図や実演を見る	V
説明を聞いてわかるまで質問する	A
覚えるまで何度も練習する	K

10．相手にどうしても説明したいことがあるとき、どうしますか？	
絵や図を描いて説明する	V
数字やデータを用いて論理的にわかりやすく説明する	A
実際に相手にやらせながら説明する	K

11．あなたがだれかと言い争っているとき気になるのは？	
相手の表情や態度	V
相手の使った嫌な言葉と怒鳴り声	A
言い争っているときの嫌なムードと気分	K

〇がついた箇所の右側のアルファベットがそれぞれ何個になったか数えてみてください。一番多いアルファベットが、あなたの学習スタイルを表しています。

- ☐ V：視覚優位型 　　　　　　　　　　個
- ☐ A：聴覚優位型 　　　　　　　　　　個
- ☐ K：身体の感覚優位型 　　　　　　　個

K（Kinestic：身体感覚）身体の感覚優位型

　Kが多かった人は身体を使って勉強するのが効果的です。

　解剖生理ならば、臓器の重さを覚えるときは、250gのブロック肉（ビーフシチューやカレーなどに使う塊のままのお肉です）を持って「これが心臓の重さだな」というふうに体験をすることで、記憶として定着しやすくなります。友達と遊びながら様々な臓器の重さを確認してみるとおもしろいですよ。

※ 96 ページ「悩み解決Q&A 1」の事例参照

事前学習シミュレーション

あなたは成人看護学実習で、次の患者さんを受け持つことになった。

76歳　男性　無職（元○○大学文学部 教授）　疾患名：非インスリン依存型糖尿病

　5年前に発症。当院糖尿病専門外来に通院し経口糖尿病薬を内服していたが、血糖コントロール不良にてインスリン自己注射導入となる。教育入院のほか、低血糖発作を起こすなどで何度も入退院を繰り返している。

　高学歴であるため、何か指導をしようとしても「そんなことはわかっている」とシャットアウトし、受け入れようとしない患者である。

　身長 168 cm、体重 89 kg、糖尿病食 1200 kcal/日、空腹時血糖値 138 mg/dL。運動として、院内外の散歩の許可がでている。

1 病室に受け持ち時のあいさつに行くと、指導者のいる前でとつぜん、「糖尿病とはどんな病気かわかりやすく説明してみなさい」と言われてびっくりした。また「血糖の正常値」と「どのくらいの血糖値がどのくらい続くと合併症になるのか？」「合併症にはどんなものがあるのか？」を質問された。どのように説明するか、本当に患者さんに説明するように、**敬語を使ってあなたのセリフを書きなさい**（指導者は隣にいるが、わからないときに手助けしてもらえるとは思わないこと）。

■説明：糖尿病とはどのような病気か

■血糖の正常値（単位もキチンと書く）

■どのくらいの血糖値がどのくらい続くと合併症になるのか

■合併症にはどのようなものがあるか、その予後はどうなるのか

2 フットケアと観察を兼ねて足浴を行うことにしたあなたは、バケツを探した。しかし、「エンゼルケア用」と小さく書いてある青いバケツしか見あたらない。

　実習での困ったことは"全部指導者に確認するように"と言われているので、処置室にいる他の看護師さんには聞きづらい。さて、あなたはどうするか？

3 上記のことに対処して、早速足浴の準備に入る。まずあなたは、患者さんに足浴の必要性を説明し、同意を得ることにした。**この患者さんだからこそ必要な説明**を、実際に患者さんにするように**敬語を使って書きなさい**。

4 熱めのお風呂が大好きな患者さん。湯かげんを伺うと「もっと熱いほうがいいな」とのことで、患者さんが自分でさし湯をした。「ああ、気持ちいい」と、患者さんはとても気持ちよさそうで、あなたもうれしかった。
片づけようとお湯に手を入れたあなたは「熱っ！」と、思わず手を引っ込めてしまった。
患者さんの両足は長い間赤くほてっていて、軽い熱傷と診断された。クーリングを行い、指導者と担当教員とあなたで患者さんへお詫びをした。
帰り際、この件で「インシデントレポート」を提出するようにと言われた。なぜ、このようなことになったのか、考えられることを書きなさい。

5 2日目の実習で環境整備に行くと、ゴミ箱の中にお菓子の包み紙がたくさん捨ててあった。もともと甘い物が大好きな患者さん。「もしかして食べちゃったのかな？」と不安がよぎる。あなたはどのような対応をするか。

6 上記のことを実習指導者に報告すると、「お菓子を食べっちゃったのかどうか、確認してきて」と言われた。あなたは患者さんに、どのように質問するか、**セリフを書きなさい**。

7 お菓子を食べたせいか（本人は否定）、今日は1日中血糖値が高かった。
1日の血糖値の変化をモニターする検査は、なんという名称か書きなさい。

8 患者さんが時々間食しているということを、受け持ちの看護師さんが「あなたの看護計画に活かしてね」と教えてくれた。そして、「過去1週間、1か月間の血糖の状態を知るためには、どんな血液データをみる？」と質問された。種類と正常値を書きなさい。

■過去1週間

⑨ ３日目、オーバーテーブルにおいてあるインスリン自己注射器の数字がいつもの単位と違っており（２単位多い）、あなたは「変だなぁ？」と思った。そして"患者さんは間食をしてしまったときに、インスリンを多めに打っているんじゃないか!?"とあなたはピーンときた（前にも同じことがあったと、看護記録に書いてあったからだ）。

まずあなたが１番にしなければならないこと、そして最も観察しなければならない症状は何か。インスリンの種類はいろんなものがあるが、どのような型があるか、そして代表的な商品名を１つずつ書きなさい。

■しなければならない行動

■最も観察しなければならない症状

■インスリンの種類と代表的な商品名

⑩ "患者さんの病識を知りたい"と思ったあなたは、どのような方法で行うか迷った。どのような方法があるか、思いつく限り書きなさい。

⑪ 上記の方法で病識を確認したあなたは、患者さんに「糖尿病のパンフレットを作ろう」と思った。血糖によってインスリンの量を変更したり、入院中に低血糖発作を起こしたり、禁止されているのに病棟内をスリッパで歩いていたり……と、患者さんについて困っていることはたくさんある。

まず、あなたはパンフレットで１番優先して伝えなければならないことは何か、この患者さんの指導は、どのようなところを工夫するか書きなさい。「こんな感じでつくりたい」という構成を、イラストで簡単に図示しなさい。

■１番優先しなければならないことは何か

■どのようなところを工夫するか

■イラストで構成を図示せよ

⑫ パンフレットを作成し担当教員に確認すると、「よくできているね」とほめられた。しかし、実際に
指導しようと計画してきた朝、パンフレットを指導者に見せると「**今、渡されても困ります。見る
暇がないから、今日はこれを使って指導は無理です**」と言われた。
何をどうすればよかったのか、書きなさい。

⑬ 何とか指導者にパンフレットを確認してもらい、実際の指導をすることになった。
内容で強調したいのは、「インスリンの量を守る必要性」のところだが、患者さんは「インスリンの
量を自分で調整したりなんかしていない」と言い張る。あなたは**インスリンの量を守る必要性**をど
のように表現するか、実際にパンフレットに記入するように説明内容を書きなさい。

⑭ 指導後、パンフレットに記載した内容について患者さんの理解度を知りたいとあなたは思った。ど
のように患者さんの理解度を確認するか、方法を思いつくだけ書きなさい。

⑮ 指導後、患者さんから「運動って実際にどのくらいすればいいのか？」「銀座〇〇店のマカロンが好
きだが、１個何カロリーあるのか？」と質問された。実際に説明するように書きなさい。

■運動

■マカロン１個

⑯ 事前学習シミュレーションを行ってみて、「実習前にはどのような事前学習が必要になるか」の感想
を書きなさい。

事前学習シミュレーション

あなたは成人看護学実習で、次の患者さんを受け持つことになった。

Kさん　68歳女性　無職　独居（離婚歴あり、子なし、KP（キーパーソン）：姪）　要介護1
疾患名：認知症、軽度知的障害（日常会話は可能だが、複雑な長い話は苦手、易怒性あり）
　10年前より高血圧治療のため内科外来へ通院開始し内服治療中。内服薬の飲み忘れはなく、4週ごとの通院も行えていた。本日、内科受診時、気候に合わない服装（外気温25度、ダウンジャケット、セーター、タートルネック肌着など）で来院し、受診中も落ち着かず診察中に何度も席から立ち上がる様子がみられる。いつもと様子が異なるため、内科医の判断で同院精神科受診となった。初対面であった精神科医や看護師に対し、大声で「帰らないと、明日ヘルパーさんが来る」「15分で来るのに今日は2時間かかった」などと硬い表情で滅裂言動がみられた。診察の結果、脱水・軽度低栄養があり、認知症の進行により独居での生活が困難になってきているため、環境調整が必要との判断に至った。KP（キーパーソン）の姪と話し合った結果、脱水と栄養状態を改善するとともに生活面の立て直し目的で内科病棟へ入院となった。本人も、入院することについては納得していた。

1 実習1日目、前日に入院したKさんの病室（個室）へ受け持ち時のあいさつに行くと、「早く家に帰らせて」と両腕をつかまれ言われた。このとき、あなたはどのような態度、言葉かけを行いますか。**敬語を使ってあなたのセリフを書きなさい。**また、その意図を説明すること。

■態度

■言葉かけ

■意図

2 実習2日目、検温のため訪室するとあなたの顔を見た途端、Kさんが走って病室から廊下へ出ていきました。このとき、あなたはどのような態度、言葉かけを行いますか。また、その意図を説明すること。

■態度

■言葉かけ

■意図

3 実習4日目、Kさんと穏やかに話せる時間がもてるようになり、好きなテレビやふだん行くスーパーの話などを聴くことができるようになった。しかし、「帰らないと」と突然立ち上がり落ち着かなくなることが午前中に3回あった。午後は退院調整のため、Kさん、姪（KP）、病棟看護師、PSW（精神保健福祉士）、福祉担当者、ケアマネジャーが参加する多職種カンファレンスが開かれ、あなたも同席することとなった。患者の様子についてあなたに意見を求められたが、どのような言葉でKさんの様子を話しますか。また、その意図を説明すること。

■言葉

■意図

---

4 実習5日目午前9時、検温のため訪室するとKさんはベッドに臥床し眠っている様子。あいさつのため声かけするとすぐに開眼し、「ああ、おはよう。学生さん」とはっきりとしない聞き取りにくい話し方で一方的に話すと、すぐに眠ってしまった。
この状態とは何か、どのような対応が必要か、実習指導者へどのような言葉で報告しますか。
状態や対応の優先順位を踏まえ、また、その意図を説明すること。

■状態

■報告

■意図

---

5 実習6日目、Kさんの表情や話し方もはっきりとし、ホールであなたと一緒にテレビ視聴している。
Kさんが立ち上がり「トイレ」と言って歩き出したが、ゆっくりとしたペースで2〜3歩進むとふらつく様子がみられた。Kさんにふらついていることを説明すると「大丈夫」と話しそのまま歩行を続けている。
あなたは、Kさんにどのような態度と言葉かけで介入しますか。また、その意図を説明すること。

■態度

■言葉かけ

■意図

---

6 実習7日目、Kさんの自宅の環境調整（訪問診療、訪問介護、ヘルパー利用と姪の介入）を行い、来週退院の予定となった。退院日を知った直後から、落ち着かなくなり、多動・焦燥感・依存がみられたと夜勤看護師より申し送りがあった。あなたが訪室すると、Kさんは表情が硬く床頭台の荷物を整理しており、あいさつすると軽くうなずく程度で返答はなかった。あなたは、足浴の予定をしておりそれをKさんに説明したが「忙しいから」と断られてしまった。
行動予定の変更を行いますか。そしてそのことを、指導看護師へどのような言葉で報告しますか。
状態や対応の優先順位を踏まえ、また、その意図を説明すること。昨日の実習時に説明した際には、Kさんは足浴を楽しみにしていた。

■足浴を実施する　or　足浴を実施しない（どちらかに○）
■報告

■意図

作成：野口　真由美（報徳会宇都宮病院）、公益社団法人　栃木県看護協会

事前学習シミュレーション

あなたは成人看護学実習で、次の患者さんを受け持つことになった。

　Aさん　48歳　女性　学校教員（科目：社会）　身長 162 cm　体重 56 kg　家族背景：夫との2人暮らし、子どもなし、食事や調理は夫もでき分担しているがその他の家事はAさんが行っている

　疾患名：左乳がん　術前診断：stage ⅡA　TNM分類：T1N1M0　サブタイプ：luminal B（HER2 陽性）　術式：左乳房全摘出＋センチネルリンパ節郭清

　患者本人が左胸のしこりに気づき乳腺外来を一人で受診する。外来初日に検査を受け、次回外来時に家族と受診するように医師から説明を受ける。夫と共に外来受診した本人に、乳がんの診断告知がされた。さらに手術の必要性の説明がされ、本人・夫は手術を承諾し生検検査が実施され、手術日程が組まれ診断から30日後の手術予定となった。

　入院時より受け持ちになったあなた。入院直後、医師から手術に対する手術説明が行われる予定です。病棟には面談室、多目的室があり、予約すればだれでも使用可能となっています。手術説明は面談室にて行われ、学生の同席許可の同意を得られ同席しました。説明にはAさんと夫が同席し、本人・夫共にうなずきながら話を聞き、質問はなく終了しました。その後、看護師から入院及び手術オリエンテーションがAさん本人に行われ、あなたは同席しました。「不安でいっぱいで。なんで私がとか、一人になると涙がこぼれてしまって。今は、よくわからないです。でも、手術する必要があることはわかっています。よろしくお願いします」と看護師に話をしたAさん。時折、涙を流す姿があり、看護師は隣に座り話を聞いていました。

1 オリエンテーション後に、下記を看護師から質問されたあなた。**敬語を使ってあなたのセリフを書きなさい。**

■乳がんを疑った場合、どのような検査があるか。検査の種類と特性はどのようなことか。

■術式に関して、合併症はどのようなことが起こる可能性があるか。

■TNM分類とは何か、答えなさい。

2 看護師のオリエンテーション時、看護師はAさんと対面ではなく隣に座ってオリエンテーションを実施していた。なぜ、そのような位置に座って実施したのか、考えられることを書きなさい。

　Aさんが病気や手術に対してどんなふうに思っているか聞きたいと思ったあなた。
　Aさんから話をしてくれました。「病気については先生から話を聞いたけど、先生にお願いするしかないかなって。怖くて。手術は胸を全部取ってリンパ節を取るって。生活の支障もあるんだよね？　つれる感じがあるって聞いたけど、自分で調べるのは、まだ。気持ちがついていかなくて。でも、仕方ないって思っています。下着は一応ネットで注文してみたの。いろいろあるのね」との訴えが聞かれました。

3 Ａさんの病気の受容段階はどのステージであると考えますか。
（※キューブラー＝ロス、フィンクなど、理論は何でもよい）

---

4 Ａさん言葉を聞いて、そのときどんな看護援助が必要と考えますか？ 思いつく限り書いてください。

　手術当日、予定時間通りに手術が終了し帰室しました。Ａさんは酸素投与されており、意識がもうろうとしているようですが、受け答えは可能であり、「ありがとうございます。痛くないです」との言葉も聞かれている状態です。ドレーンが左胸部に１本留置されています。

5 以下を調べながら記入しなさい。

■術後ベッド作成で必要な物品を書きなさい

■手術直後の観察項目、目的をすべて書きなさい

■ドレーン留置の目的、種類

■この場合のドレーン留置の目的、種類

　術後１日目、Ａさんの部屋に訪室したあなた。Ａさんから「痛みはないです。びっくりするくらい痛くない。でも傷が怖くて、見られない。こんなこと言ったら先生に怒られちゃうね」との言葉が聞かれました。

5 あなたは、Ａさんにどのように対応しますか？ 声をかける場合、どのような言葉をかけるか、**敬語を使ってあなたのセリフを書きなさい**。

■対応

■声かけ

　Ａさんは、傷を直接見られないことなどから、今後のセルフケアについて考える余裕はないように感じます。Ａさんに退院後の生活で注意することを知ってもらい、セルフケアできるようになってほしいと思い、あなたはパンフレットを作成しようと考えました。

6 以下を考えて記入しなさい。

■どのような内容でパンフレットを作成しますか？

■パンフレットの構成を簡単に図示しなさい。

　Ａさんは術後５日目に退院予定です。本日（術後３日目）、指導者にパンフレットを渡し、内容確認を依頼しました。指導者から、「リハビリは、生活動作でできるものを載せたほうが患者さんの生活の一部に取り入れやすく続けやすいのでは？　考えてみてほしい。Ａさんの退院後の生活はどんなものかしら？」とアドバイスをいただいた。

7 あなたはリハビリ内容をどのように工夫しますか？

　術後３日目、Ａさんのもとへ行くと「明後日退院。あっという間だったかな。告知受けてからも。痛みは大丈夫です。この管も明日抜けるって先生が言ってた。傷のこともこれからの治療のことも考えなくちゃね。でも、しばらくは仕事を休んでからの復帰になるので、家でゆっくりします。あなたがついてくれたから、心強かったわ。ありがとう」との言葉が聞かれ笑顔が見られた。
　術後４日目、朝一番に指導者にパンフレットを確認してもらい、指導者から「よくできています。これで指導をお願いします。どのような環境で指導を行いますか？」と質問を受けた。

8 どのようなシチュエーションでパンフレット指導を行いますか？　患者は４人部屋の窓側のベッドにいます。

■環境調整はどうしますか？

■患者との座る位置や距離はどのくらいが良いと考えますか？

■理解度の確認方法は？

作成：小室　絵美（上都賀総合病院）、公益社団法人　栃木県看護協会

事前学習シミュレーション

あなたは小児看護学実習で、次の患者さんを受け持つことになった。

Bくん　14歳　男児　疾患名：先天異常症候群、てんかん、精神発達遅滞

出生時には異常なく、生後3か月頃に哺乳不良が出現した。定頸は8か月、笑顔が見られたのは8か月、寝返りは1歳3か月で発達の遅れを健康診断で指摘され、医療機関受診。先天異常症候群と診断される。自宅で養育していたが、6歳でてんかん発作を発症したため、自宅での療育困難になり医療保護入院となった。

身長130cm、体重22kg、大島の分類3。発語は喃語のみ。移動はまれに立位可能、いざり歩行。ミキサー食を全介助にて摂取。食事摂取時は数回開口するものの途中で自ら手で払いのける。日中の活動時はオーダーメイドの座位保持装置を使用している。てんかん発作は内服薬によりコントロール良好。

1 Bくんの病室に受け持ち時のあいさつに行くと、病室のセラピーマットにあぐらをかいている。学生へ視線を向けるが表情の変化はなく、お気に入りのぬいぐるみで遊んでいる。

座位が多く、言葉の理解が難しい男児には、どのような工夫をしてあいさつするか。具体的なコミュニケーション方法と実際のセリフを書きなさい。

学生のエプロンには安全ピンで名札がついている。男児の行動から、実習指導者に安全対策について注意を受けた。

2 発達段階の小児期における身体的・心理的・社会的特徴は何か。

■身体的特徴

■心理的特徴

■社会的特徴

3 受け持ち男児の身体的・心理的・社会的特徴は何か。具体的に挙げなさい。

■身体的特徴

■心理的特徴

■社会的特徴

4 受け持ち男児の特徴から、学生の訪室時の改善点を挙げなさい。

　受け持ち2日目に、実習指導者と共にBくんの清拭を一部実施した。下肢を清拭したときに男児の足が冷たく、皮膚の色が悪いことに気付いた。準備された衣類に靴下はないため指導者に確認すると、手先が器用ですぐ脱いでしまうから履いていないとの説明を受ける。

5 あなたは足が冷たいことに対して、日常生活援助に清拭と足浴を実施する計画を立てた。学内演習では、ベッド上で臥床している場合と端座位の場合を練習している。
　精神発達遅滞のある男児の特徴を踏まえ、どのような方法で足浴を実施するか、**留意点とともに、具体的に順序立てて書きなさい**。

　足浴の実施によりBくんには笑顔がみられ、学生にお気に入りのおもちゃを差し出すなどの行動の変化がありとてもうれしかったため、受け持ち4日目も日常生活援助として足浴を計画した。実習指導者は、Bくんの隣の部屋の担当看護師に処置の介助を依頼されたため、すぐ行くから先に準備して病室で待っていてほしいと言われた。
　足浴の準備を済ませ病室へ行くと、Bくんはセラピーマットに横になっていた。そばに行くとガタガタと手足が震え、眼は見開き一点を見つめ、口唇色はわずかに青く口角から涎が出ていた。

6 以下を調べながら記入しなさい。

■てんかんはどのような疾患か書きなさい。

■てんかん発作の症状を書きなさい。

■てんかん発作を発見したあなたは、どのような行動をしますか？ 病室には部屋担当看護師はおらず、ナースコールはありません。

実習指導者が、医師の指示に従いダイアップ®座薬（一般名：ジアゼパム）を投与した。まもなく症状は消失し入眠、午後には覚醒し水分摂取もしている。

7 ダイアップ座薬の薬効について、また経口や座薬など投与方法による効果の違いについて書きなさい。

■薬効

■投与方法による効果の違い

8 実習最終日の午後の活動時間内に、30分程度で学生主催のレクリエーションを実施することになった。

■安全に配慮してＢくんが楽しめるには、どのような内容にしますか？

■長期入院がＢくんに与える影響とレクリエーションによる変化について書きなさい。

作成：梁川 由香（あしかがの森足利病院）、公益社団法人 栃木県看護協会

コミュニケーションの
重要キーワード

看護師国家試験出題基準を参考に抽出

著者略歴

奥山 美奈 Mina Okuyama

TNサクセスコーチング株式会社　代表取締役・教育コンサルタント

看護師、高等学校教員を経て、2008年、TNサクセスコーチング設立。
質が高く、医療現場ですぐに役立つコーチングモデルを提唱し、全国の医療機関や看護協会、企業などで、年間約200件のトレーニングや研修・公演を実施する。教育コンサルタントとして、人事評価制度の構築、各種プロジェクトチームの育成などの教育支援を行うかたわら、個人を対象とした、プロコーチの養成や起業家育成にも注力。詳細や依頼は、下記を参照。

■問合せ
E-mail：info@tn-succ.biz
TEL：03-6433-9192

■著作
『新人・若手・学生　やる気と本気の育て方』（日総研出版、2010）
『ナース必修　対人力を磨く22の方法』（メディカ出版、2011）
『医療者のための共有コーチング─心を動かし チームを動かす』
（日本看護協会出版会、2019）
『医療者のための新人教育ノート─強みを引き出し やる気を高める』
（日本看護協会出版会、2022）
各誌・メディアにて連載・情報発信中。

"こんな看護師になりたい"を叶える！
看護学生のためのコミュニケーションLESSON 第2版

定価（本体2,000円＋税）

2011年　3月28日　第1版第1刷発行
2023年11月30日　第2版第1刷発行

著　者　奥山美奈©　　　　　　　　　　　　　　　〈検印省略〉
発行者　亀井　淳
発行所　株式会社 メヂカルフレンド社

〒102-0073　東京都千代田区九段北3丁目2番4号
麹町郵便局私書箱第48号　電話（03）3264-6611　振替 00100-0-114708
https://www.medical-friend.jp

Printed in Japan　落丁・乱丁本はお取り替え致します。
印刷・製本／シナノ書籍印刷（株）
ISBN978-4-8392-1700-6　C3047

107110-097